健康ライブラリー　イラスト版

女性のアスペルガー症候群

どんぐり発達クリニック院長　宮尾益知　監修

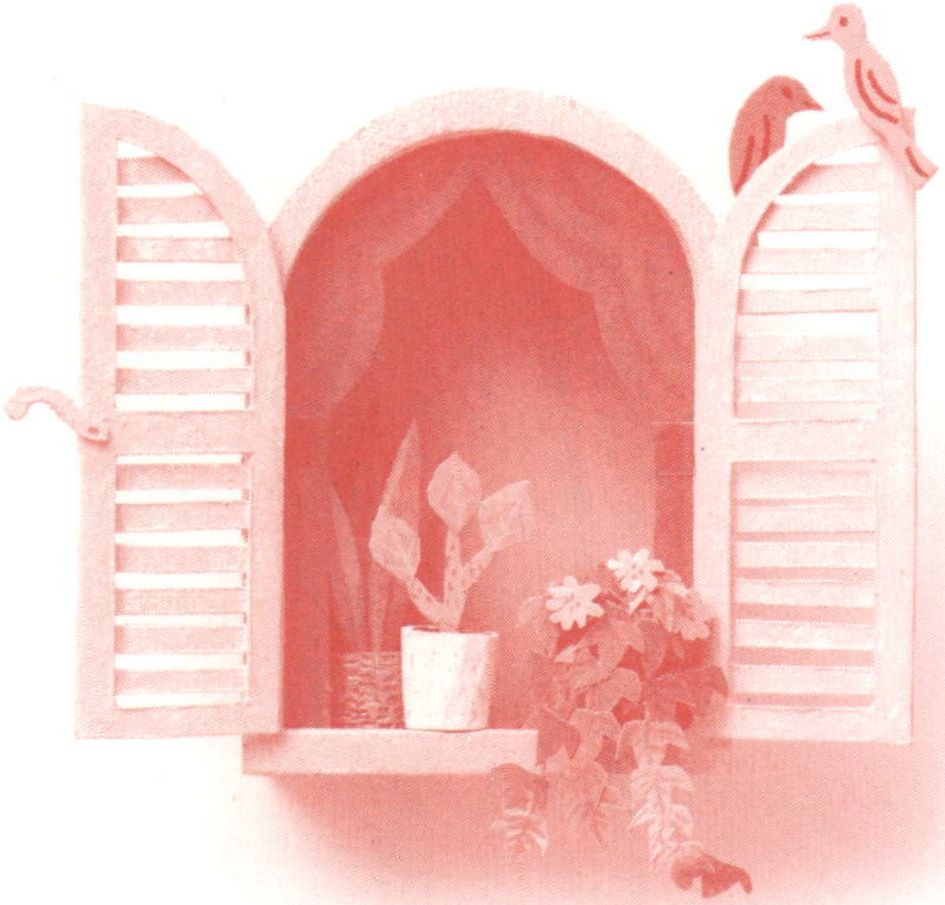

講談社

まえがき

私はかなり以前から、ＡＤＨＤの女性たちを診療してきました。思春期や成人期の女性では多動性や衝動性がみられず、不注意が強い「ＡＤＤ」に該当する人が多かったのですが、彼女たちを心理的にサポートしてきました。当初、まだ女性のアスペルガー症候群はよく知られていませんでした。

しかし、診療を続けるうちに、その人たちの考え方や行動のなかには、自閉症圏の人と共通した要素があることに気づきました。それ以来、彼女たちのなかにはアスペルガー症候群の人もいるのではないかと思い、治療や支援の仕方を調整するようになりました。

ほかにも、統合失調症の女性を、認知特性からアスペルガー症候群であると確信し、薬物を減量・中止して、回復へ導いたこともありました。また、体の不調をうったえ、難治性の心身症と言われていた女性を、同様にアスペルガー症候群と考え、心理療法や薬物療法、漢方薬などを併用して改善させたこともあります。

そのような経緯から、アスペルガー症候群の女性は、自分が考えている以上に多くいるのだという認識をもちはじめました。

アスペルガー症候群はこだわりの強さやコミュニケーション面の困難を特徴とする発達障害ですが、女性の当事者ではそれらの特徴が男性ほど目立たないようです。そのために、アスペルガー症候群に気づかれず、別の診断を受けてしまうのではないでしょうか。

本来は、ジェンダー・ディファレンス（性差）を考慮した診断基準や治療法、対応法を確立するべきだと思っていますが、それは国際的にもまだ途上です。海外では女性専門の各種機関がつくられ、書籍も出ています。ただ、日本とは生活習慣や考え方などが異なり、当てはまらない部分もあります。

そこで、私が実際の診療から学んだことをまとめ、日本の生活に合う本をつくりました。本書がアスペルガー症候群の女性たちにとって、生きていくうえでの参考となれば幸いです。

どんぐり発達クリニック院長
宮尾　益知

女性のアスペルガー症候群

もくじ

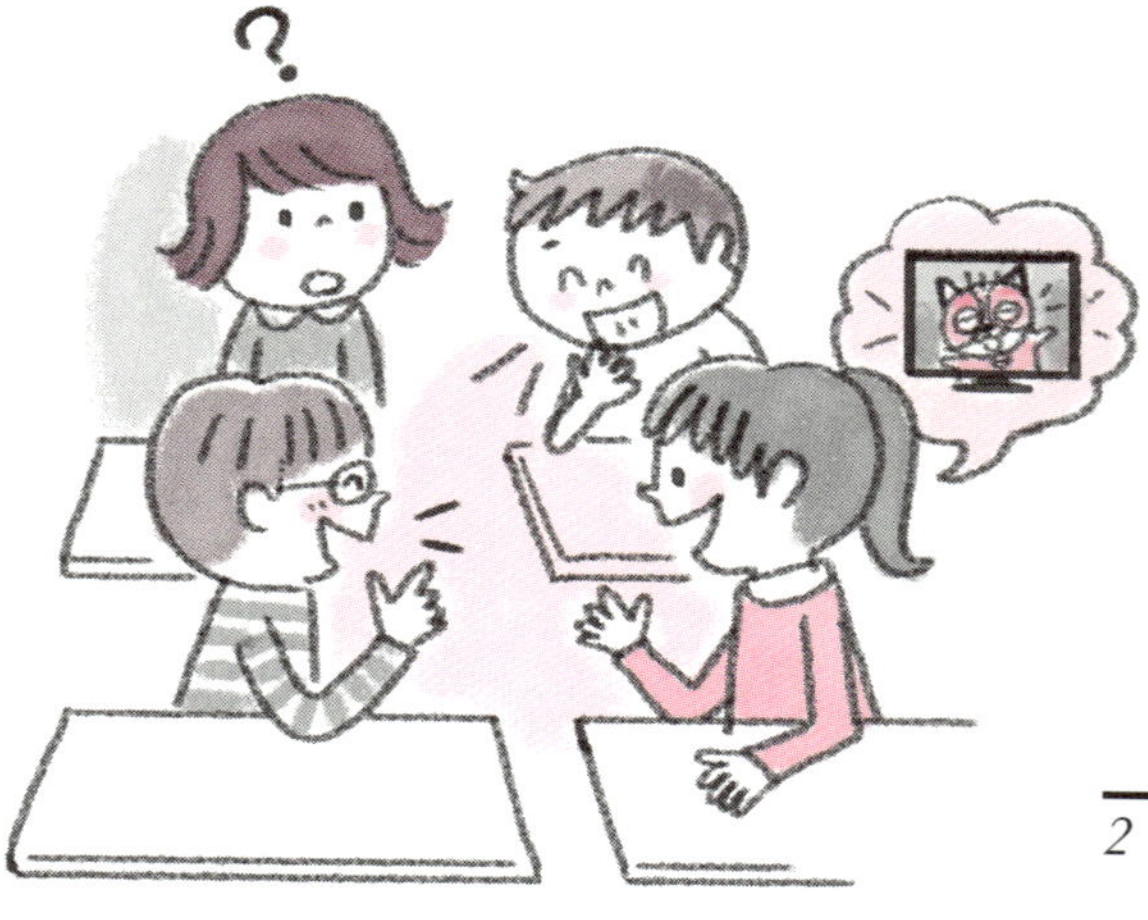

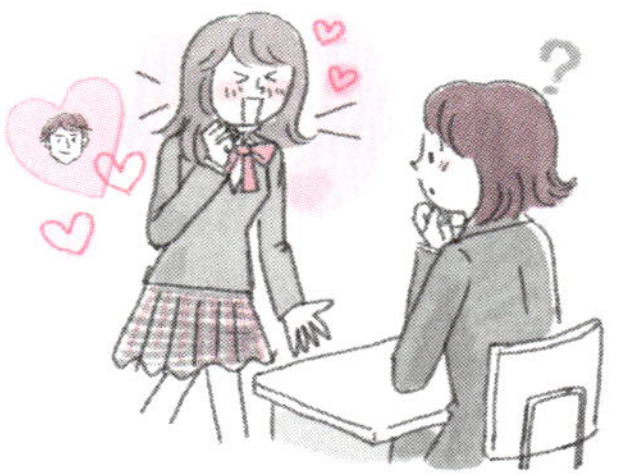

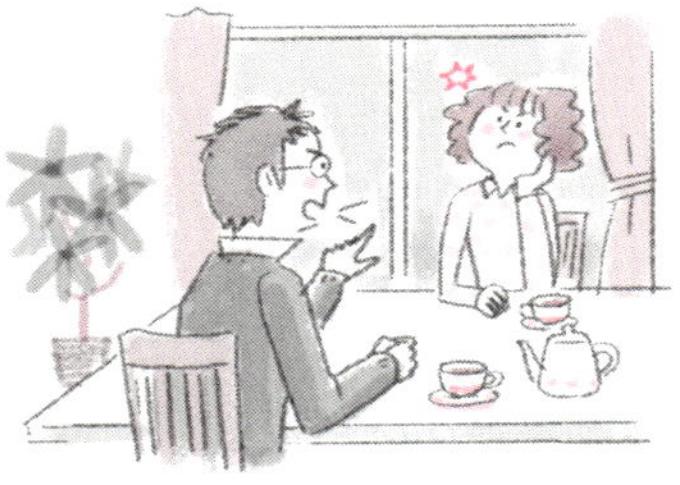

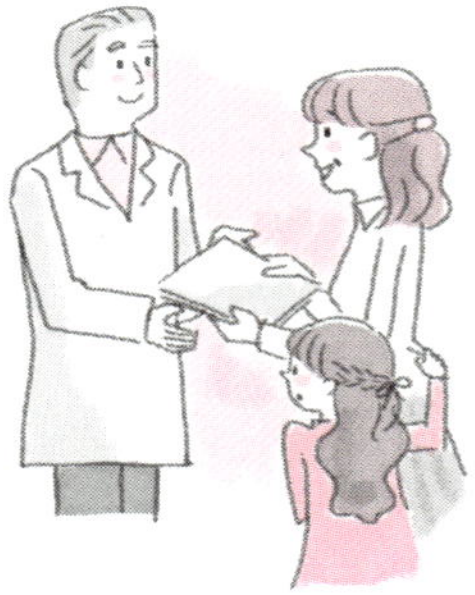

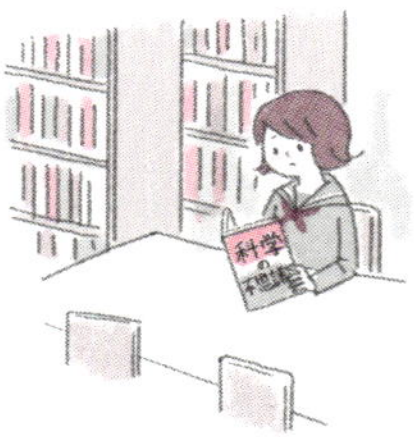

巻頭チェック

ご存じですか？ アスペルガー症候群の男女の違い

近年、アスペルガー症候群がよく知られるようになりました。

しかし、みなさんが知っていることは、じつはほとんどが男性のアスペルガー症候群の情報です。

女性の場合は悩みごとも対応法も男性と異なるのですが、それはあまり知られていません。

ここで女性の場合を、幼少期からみていきましょう。男性とは、どのように違うのでしょうか。

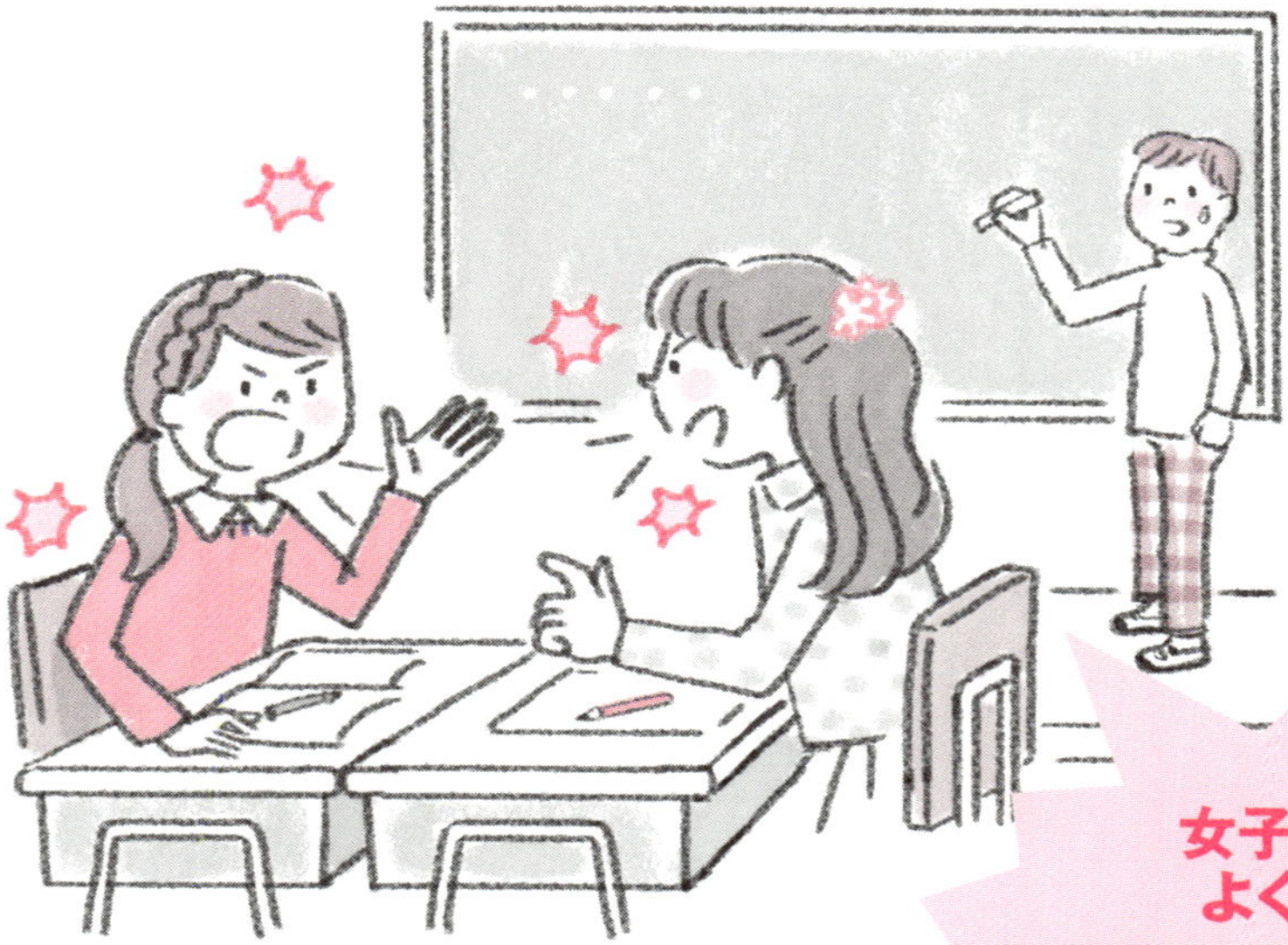

女の子どうしのグループのなかで、友達にうまく気をつかえず、言い争いになってしまう

1 男の子は３歳頃からアスペルガー症候群の特徴がみられます。こだわりが強く、ほかの子と衝突しがちです。いっぽう女の子は幼児期には特徴が目立たず、小学校中学年くらいから、「人間関係の悩み」が出てきます。

CHECK
女子の人間関係でよく悩みますか？

10歳前後から、友達付き合いで悩むようになった覚えはありませんか？　女子の人間関係や「ガールズトーク」を面倒に思い、いつもひとりで行動するようになっている人は、アスペルガー症候群の傾向があるかもしれません。

（第１章へ）

2 小学校高学年くらいになると、「体調不良」がよくみられます。また、気持ちもなかなか落ち着きません。天候や気温に関係して、日によって気分が大きく変わったりするのです。１日のなかでも、急に不機嫌になる瞬間があります。

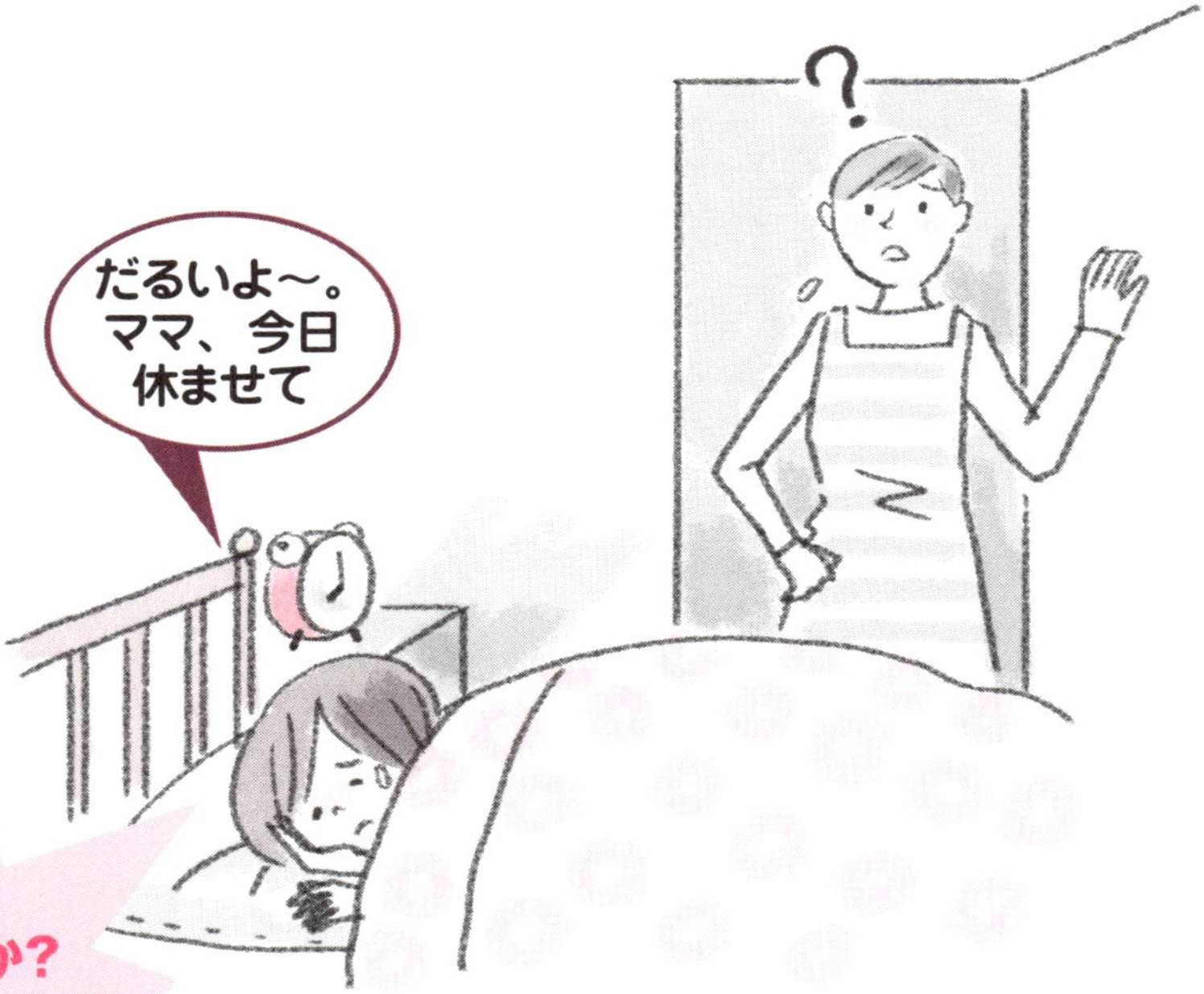

小学生の頃から、朝に起きられず、そのまま学校を休むことがよくある

CHECK

原因不明の体調不良がありませんか?


いつも体調不良に悩まされていませんか?

アスペルガー症候群の女性は、不眠や寝起きのつらさといった睡眠障害、めまい、頭痛、胃腸の不調などの症状が慢性化しやすい特徴があります。しかし病院に行っても原因がよくわからなかったりします。

（第２章へ）

3 女の子の場合、体調不良で病院に行っていても、アスペルガー症候群には気づかれないことがよくあります。男の子が小学生の頃から支援を受けやすいのに対して、女の子はとくに支援を受けないまま、中学へ進学する場合が多いのです。

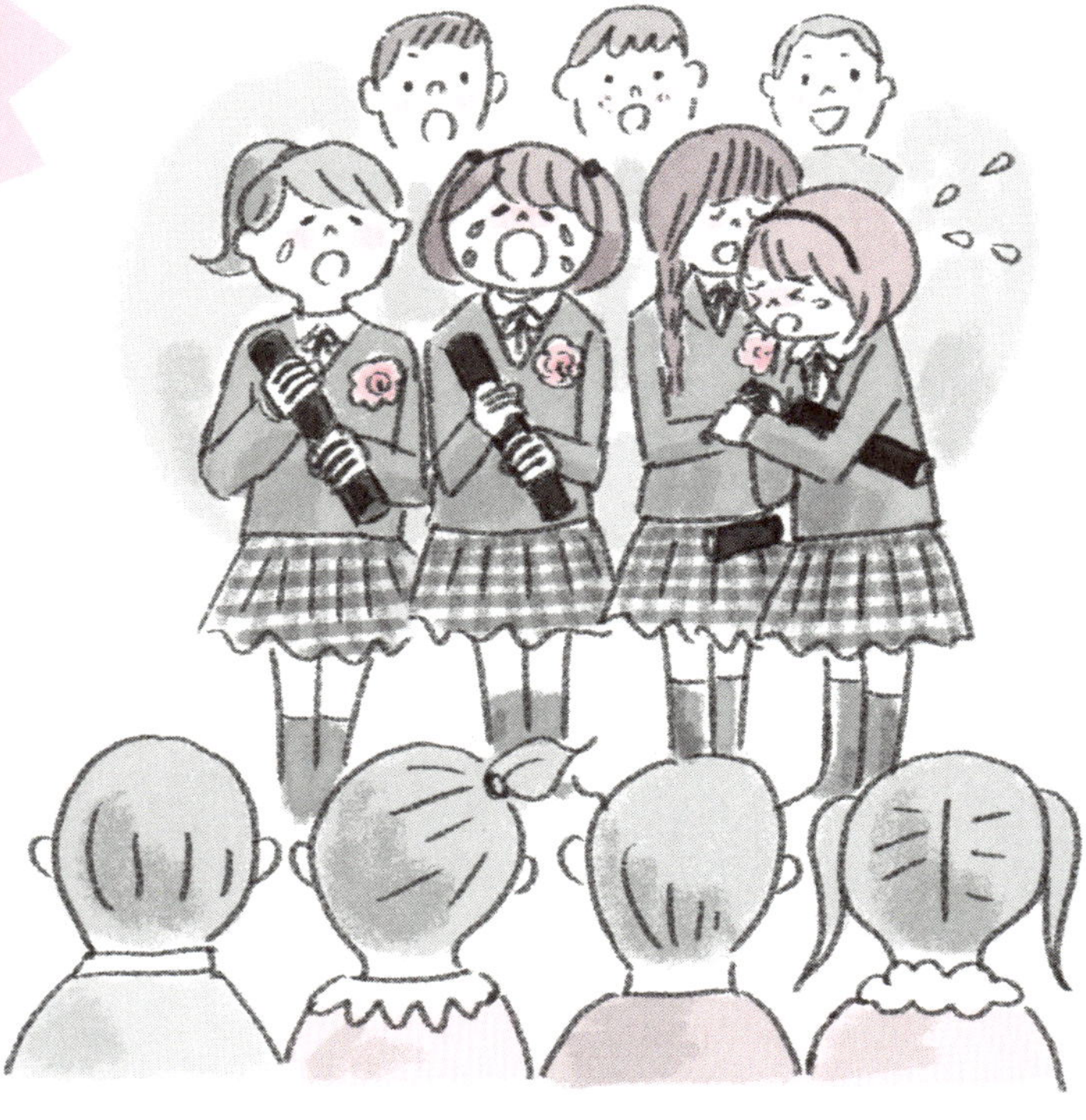

友達付き合いの悩みや体調面の不安はあっても、自分でがんばって対処し、小学校生活を終える

巻頭チェック

女性は思春期になってから アスペルガーに気づきます

男の子は幼児期からアスペルガー症候群に気づかれ、支援を受けはじめるのに、
女の子は同じ時期になかなか気づかれません。
女の子の場合、思春期になって生活習慣や交友関係が大人っぽくなってきたときに、
はじめて気づかれることが多いのです。

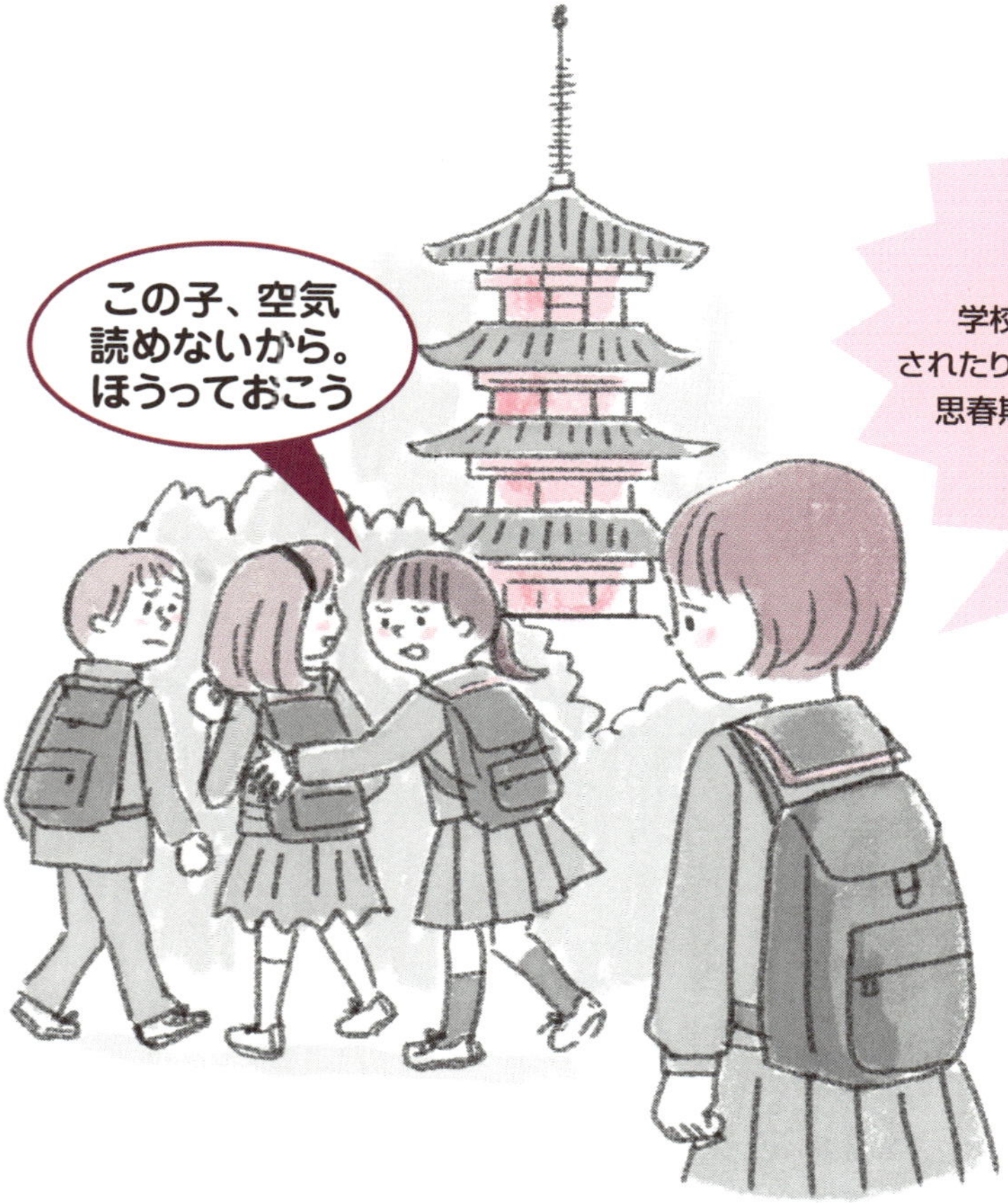

CHECK

集団行動で孤立したことはありますか？

学校や習い事の教室などで、仲間はずれにされたり、いじめられたりした経験はありませんか？思春期までに「人間関係の悩み」「体調不良」「成長への戸惑い」があった人は、一度専門医にみてもらいましょう。
（第３章へ）

4 思春期には、女子の人間関係がさらに複雑になっていきます。そこで女子どうしの関係性をみながらコミュニケーションをとることができず、友達から仲間はずれにされて、ひとりぼっちに。また、この時期には「成長への戸惑い」もみられます。

修学旅行などの集団行動で、ほかの子から無視されたりする。しかし嫌われる理由が思い当たらない

5 第二次性徴をむかえて大人っぽく成長すること、生理がはじまることなどに困惑しがちです。体の成長に気持ちがついていけず、高校生になっても子どもっぽい服装やしぐさをして、からかわれたりします。

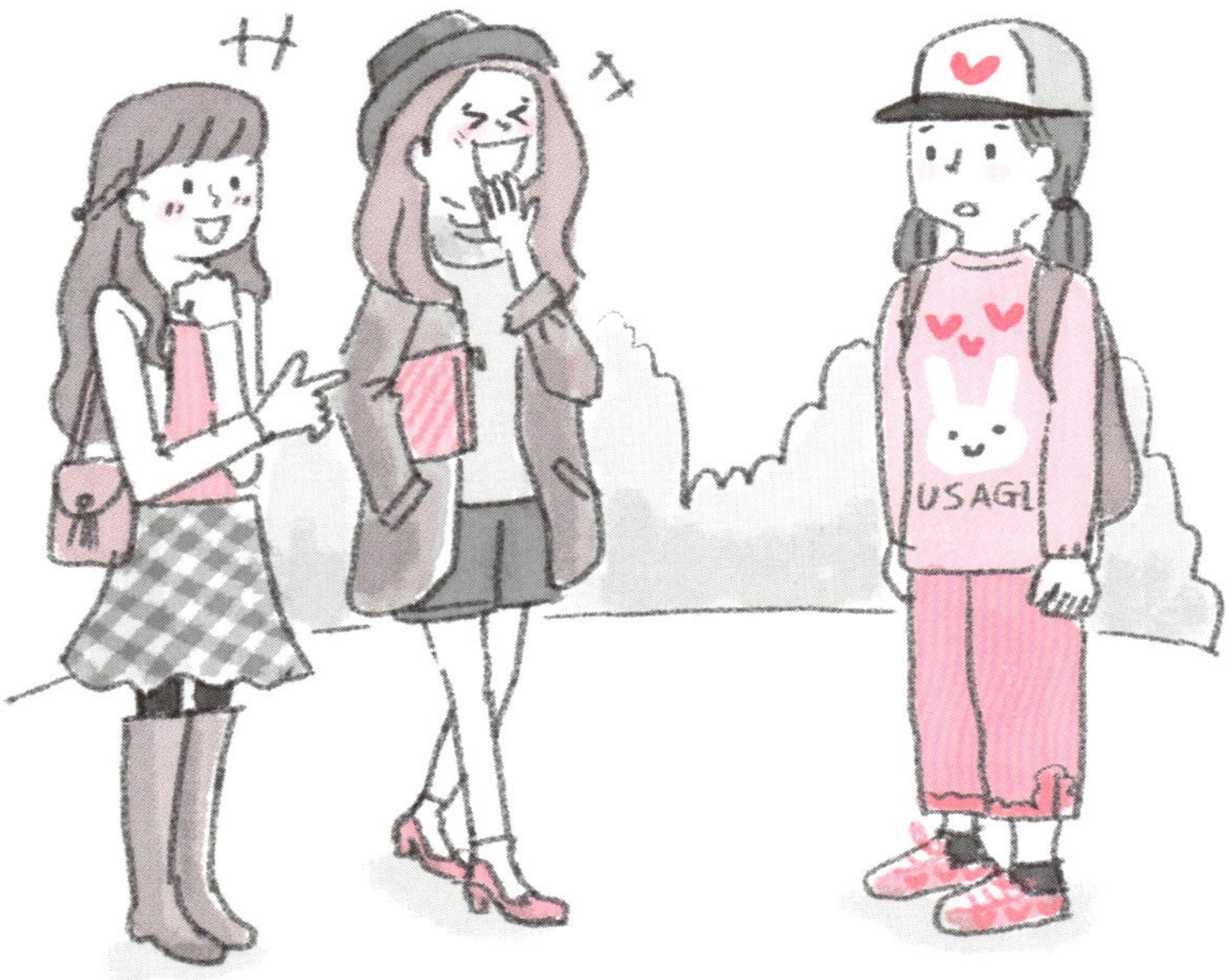

まわりの子がどんどん女の子っぽく変わっていくなかで、男子と間違われるくらい子どもっぽい服装をしている

6 さまざまな悩みを抱え、自分が友達とどこか違うことに気づきはじめます。それをきっかけに、アスペルガー症候群に気づく人もいます。この時期に親をさけず、なんでもよく相談するというのも、アスペルガーの人の特徴です。

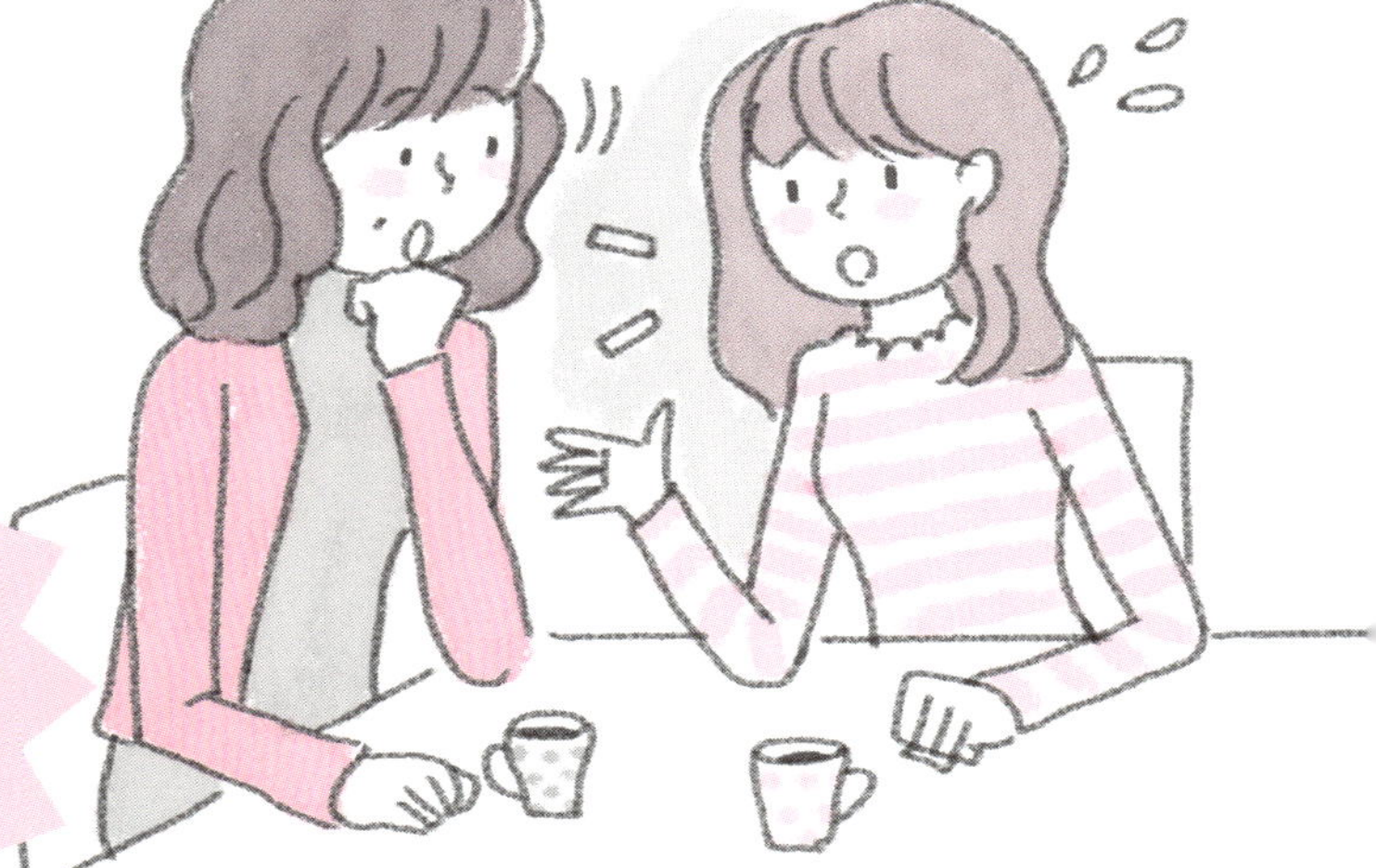

学校などでつらい体験をしても、家族や親友に励まされ、必死に努力して、がんばっている

CHECK

なんでも家族に相談していませんか?

思春期になって、まわりの子がそれぞれの家族をさけるようになった頃、自分はなんでも家族に相談していたという人は、アスペルガー症候群かもしれません。わからないことを家族に聞くのはよい対応ですが、アスペルガーの特徴ともいえます。

(第４章へ)

巻頭チェック

女性には、男性とは異なる診療や対応が必要です

思春期をすぎてもアスペルガー症候群に気づかないままでいると、恋愛関係のなかでつらい体験をしたり、外出先で性被害にあったりすることがあります。これは男性との大きな違いのひとつで、事前の準備や対応が必要です。

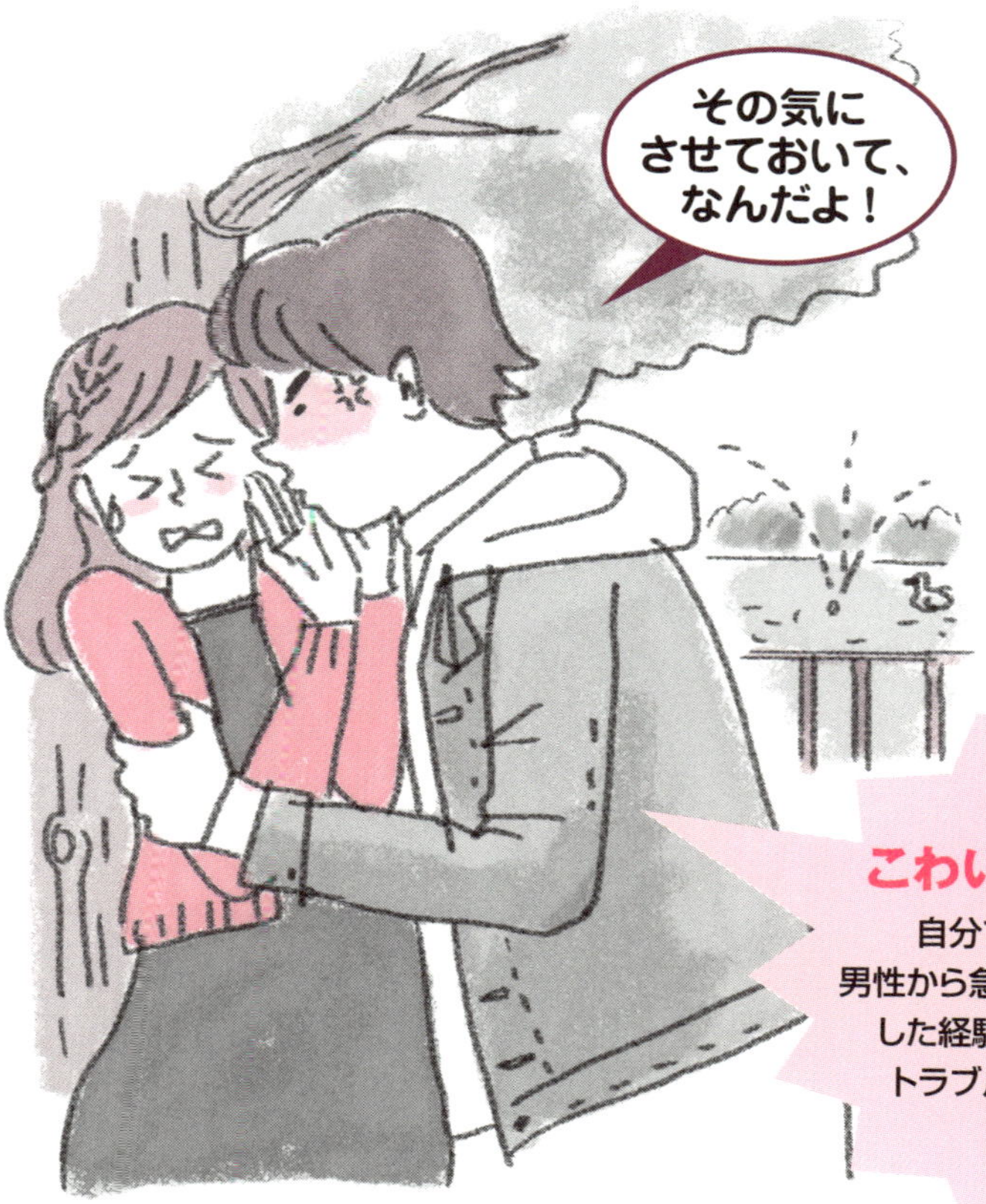

7 見知らぬ男性に声をかけられ、親切な言葉を聞いてついていったところ、性被害にあったという事例が実際にあります。人の言葉を字義通りにとってしまい、隠された意図を読みとれないことが、被害につながってしまうのです。

「疲れたから休もう」「食事をおごる」と言われていっしょに行ったら、食後にキスを求められた。拒むと相手が怒り出した

CHECK

男性との交際でこわい思いをしていませんか？

自分ではそんなつもりはなかったのに、男性から急に体の関係を求められ、こわい思いをした経験はありませんか？　男性との関係でトラブルになりやすいのも、アスペルガー症候群の女性の特徴です。

（第５章へ）

1

女性はなにより人間関係に悩む

アスペルガー症候群の人は
対人関係に悩むことが多いのですが、
ことに女性の場合、その悩みは深まります。
女性どうしの人間関係は、
男性と比べて広く、深く、複雑なのです。

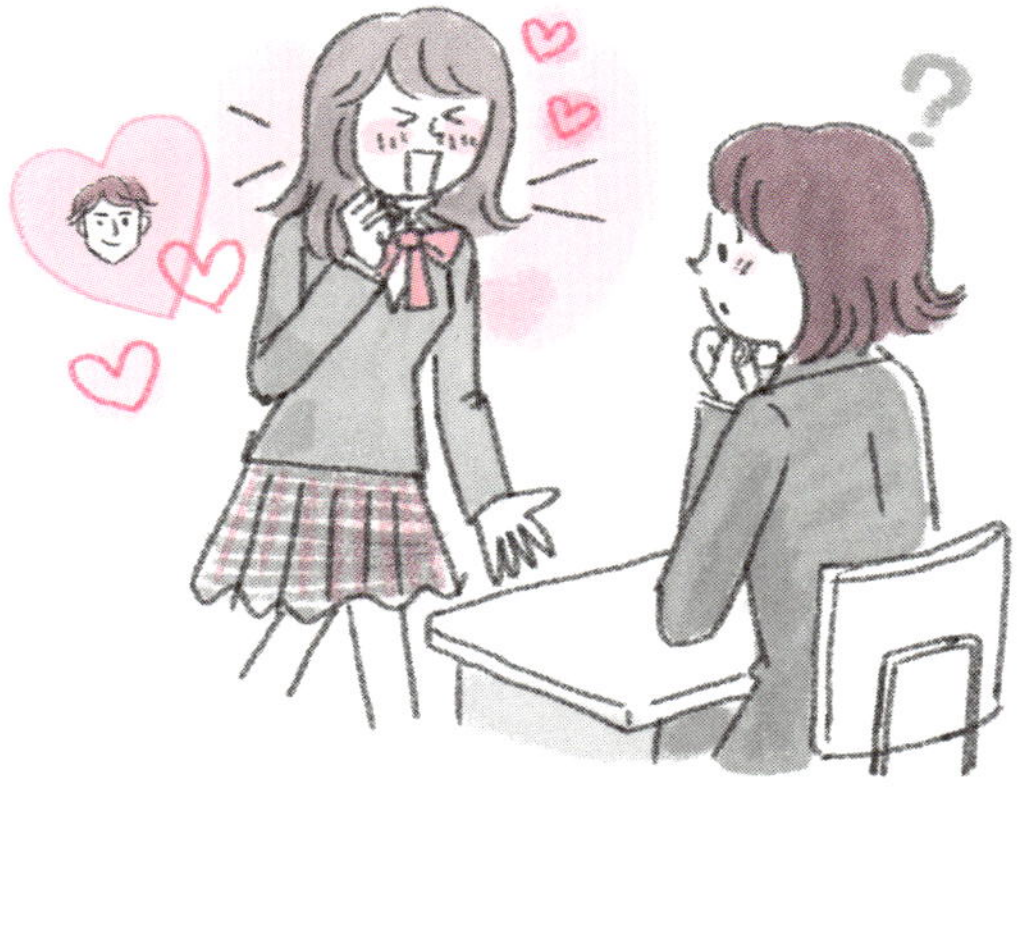

ストーリー❶

中学校で女子の人間関係に悩み、不登校に

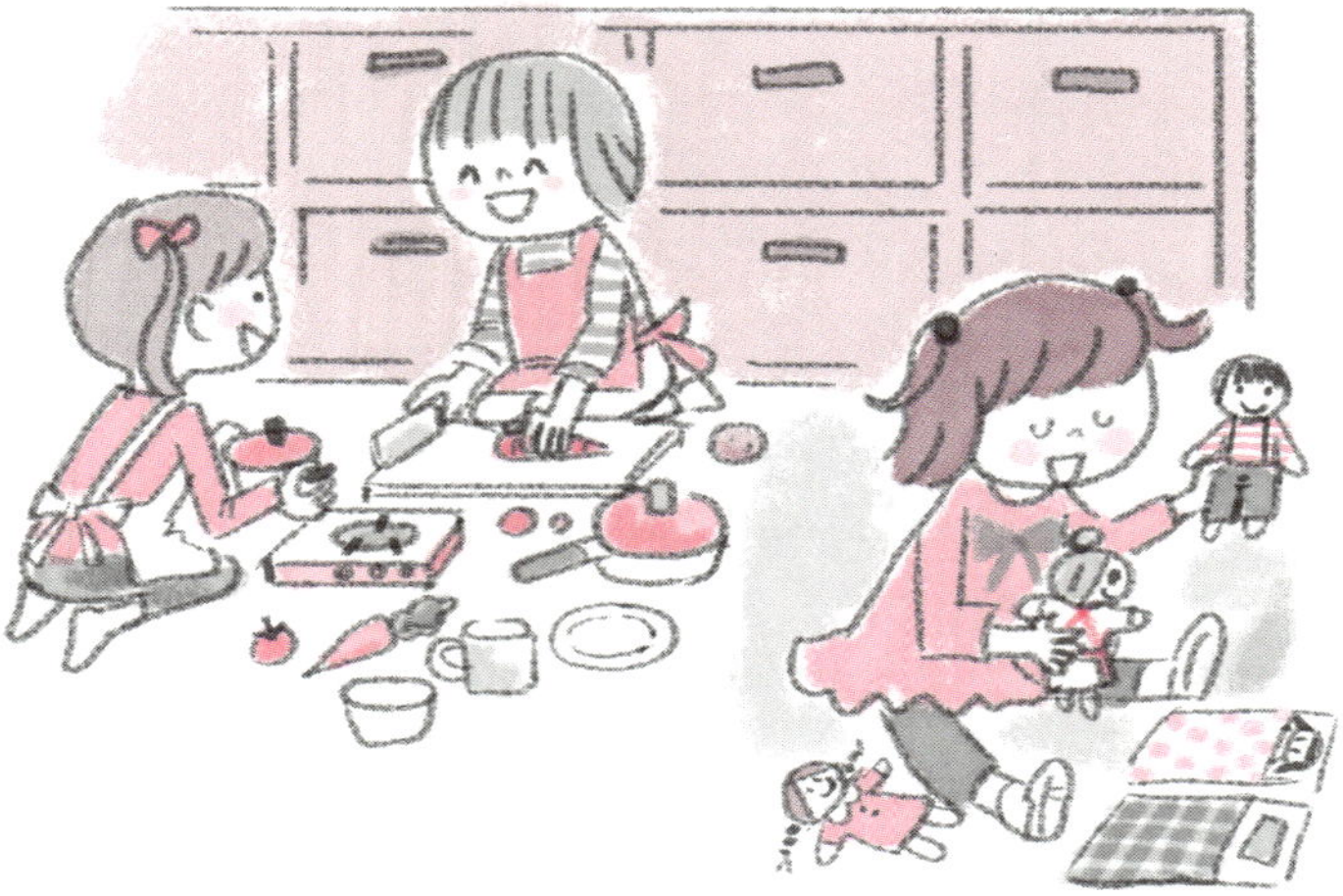

①　アスペルガー症候群の女の子、Aさんの生活を幼児期から振り返ってみましょう。保育園の頃、ほかの子といっしょに「ごっこ遊び」をすることができませんでした。いつもひとり、「マイワールド」に没頭するようにして、ごっこ遊びをしていました。

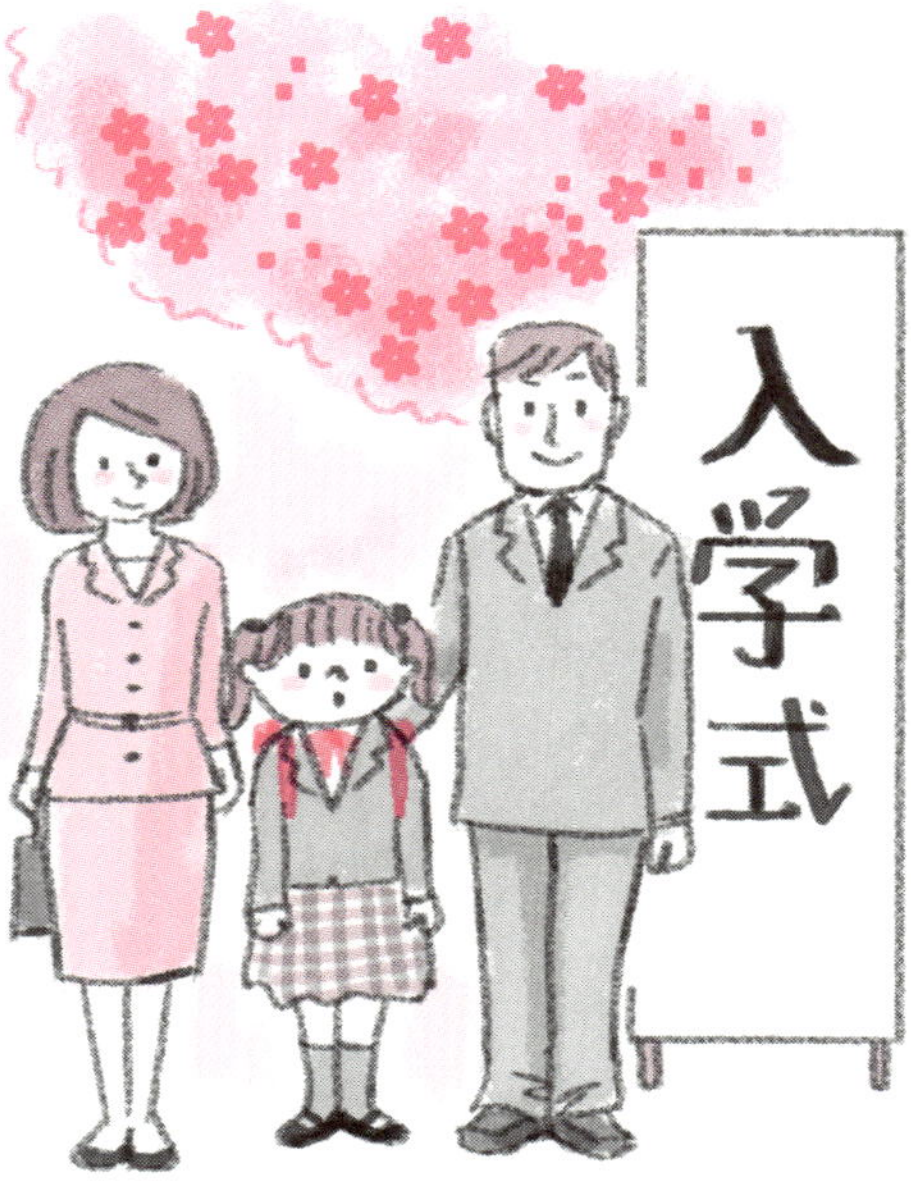

②　両親も保育士も、Aさんにアスペルガー症候群の可能性を感じていませんでした。Aさんは大人とも年齢相応に、ときにはむしろ大人のように、コミュニケーションがとれていました。卒園後、近所の小学校に入学し、元気に通いはじめました。

③ Aさんの生活に違和感が出てきたのは、小学校中学年になってから。友達とおしゃべりをしていて、話についていけないことが多くなってきたのです。とくに「最近どう？」「大丈夫？」「あの子の話、聞いた？」などの曖昧な話が苦手でした。

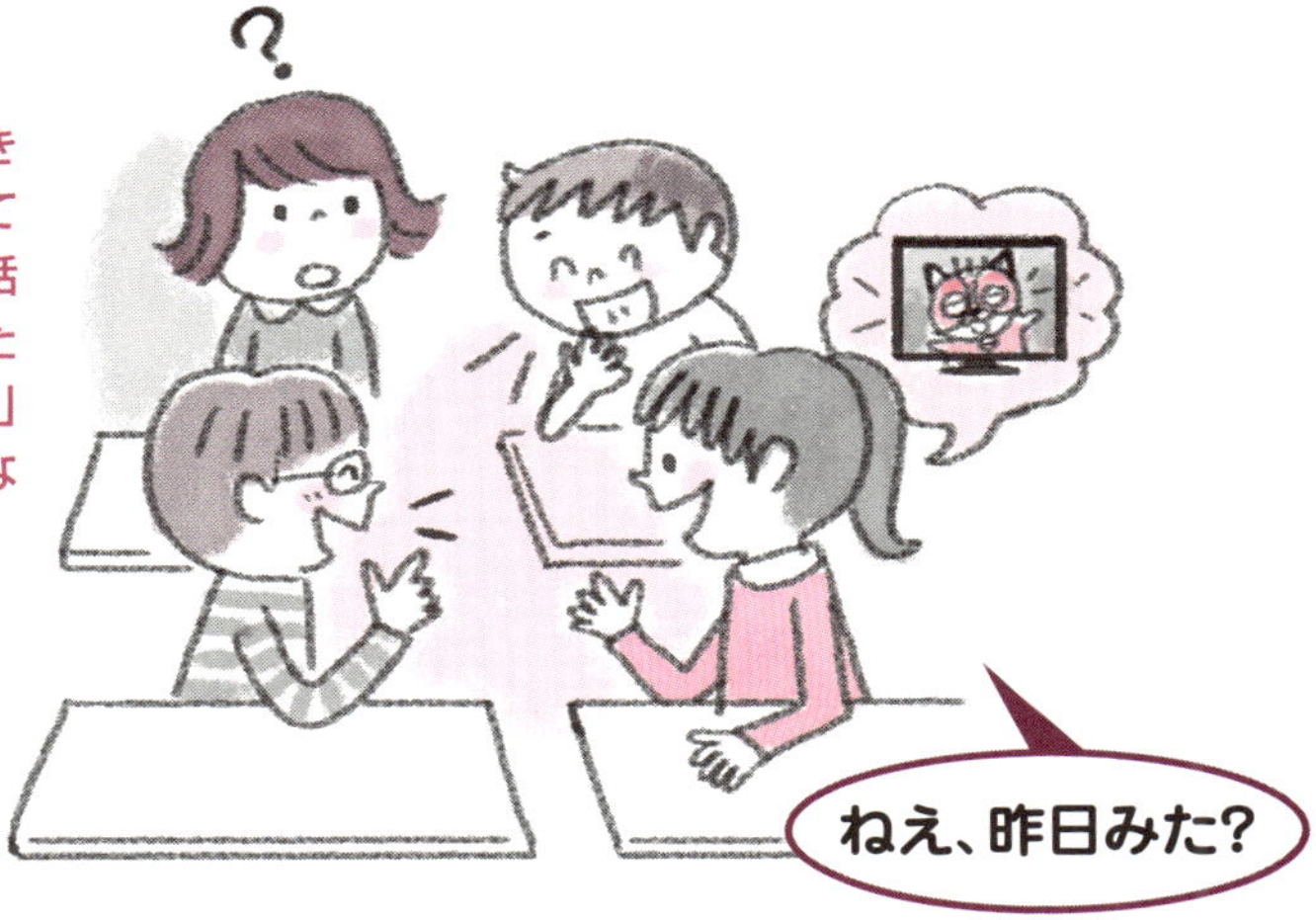
ねえ、昨日みた?

④ Aさんは友達との会話が楽しめなくなってきて、ひとりですごすことが増えました。友達がいないわけではないのですが、交流の幅は狭く、Aさんにとって、図書館で好きな本を読んでいるときがいちばん幸せでした。

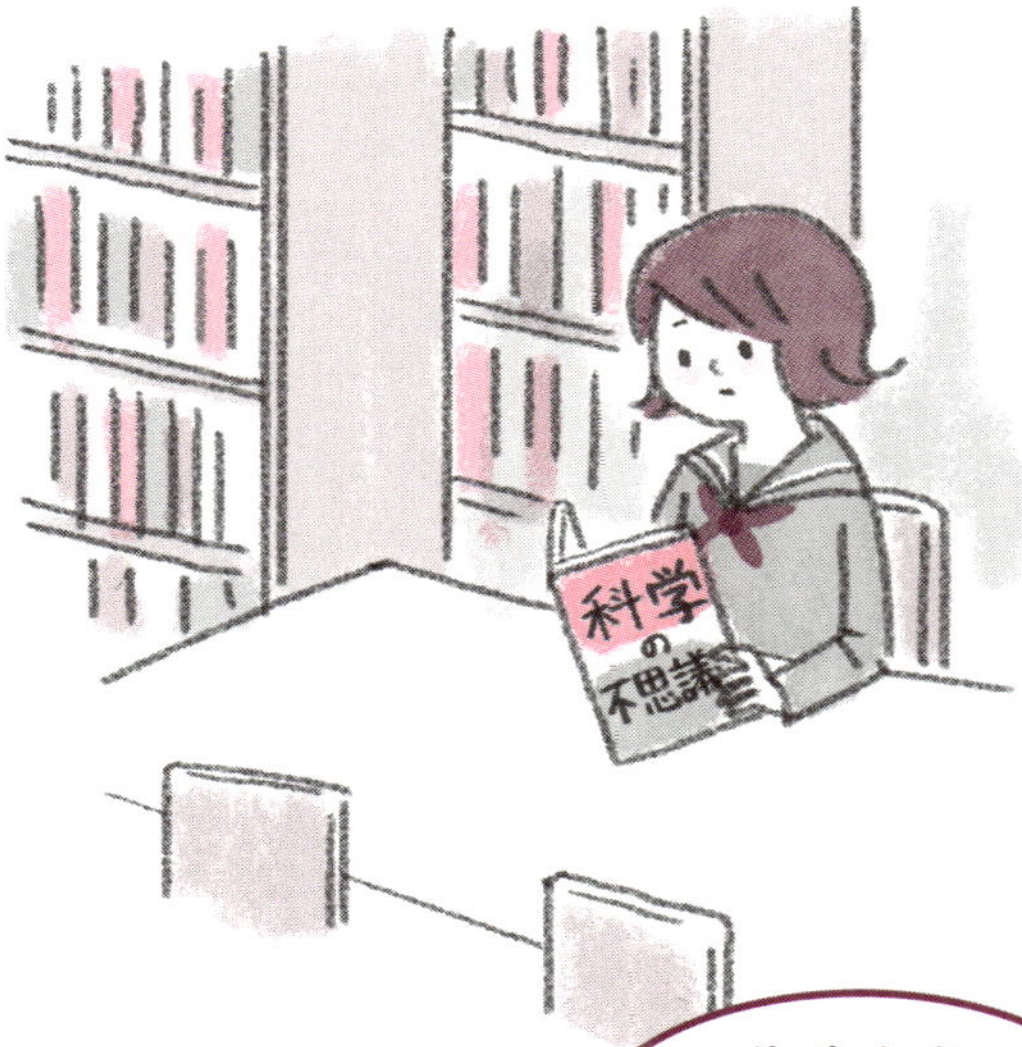
科学の不思議

⑤ 中学校では、友達とのおしゃべりや交友関係はますます複雑に。Aさんは話についていけないだけでなく、不用意な発言で友達を怒らせてしまうこともありました。女子のグループから、はずされるようになってしまいました。

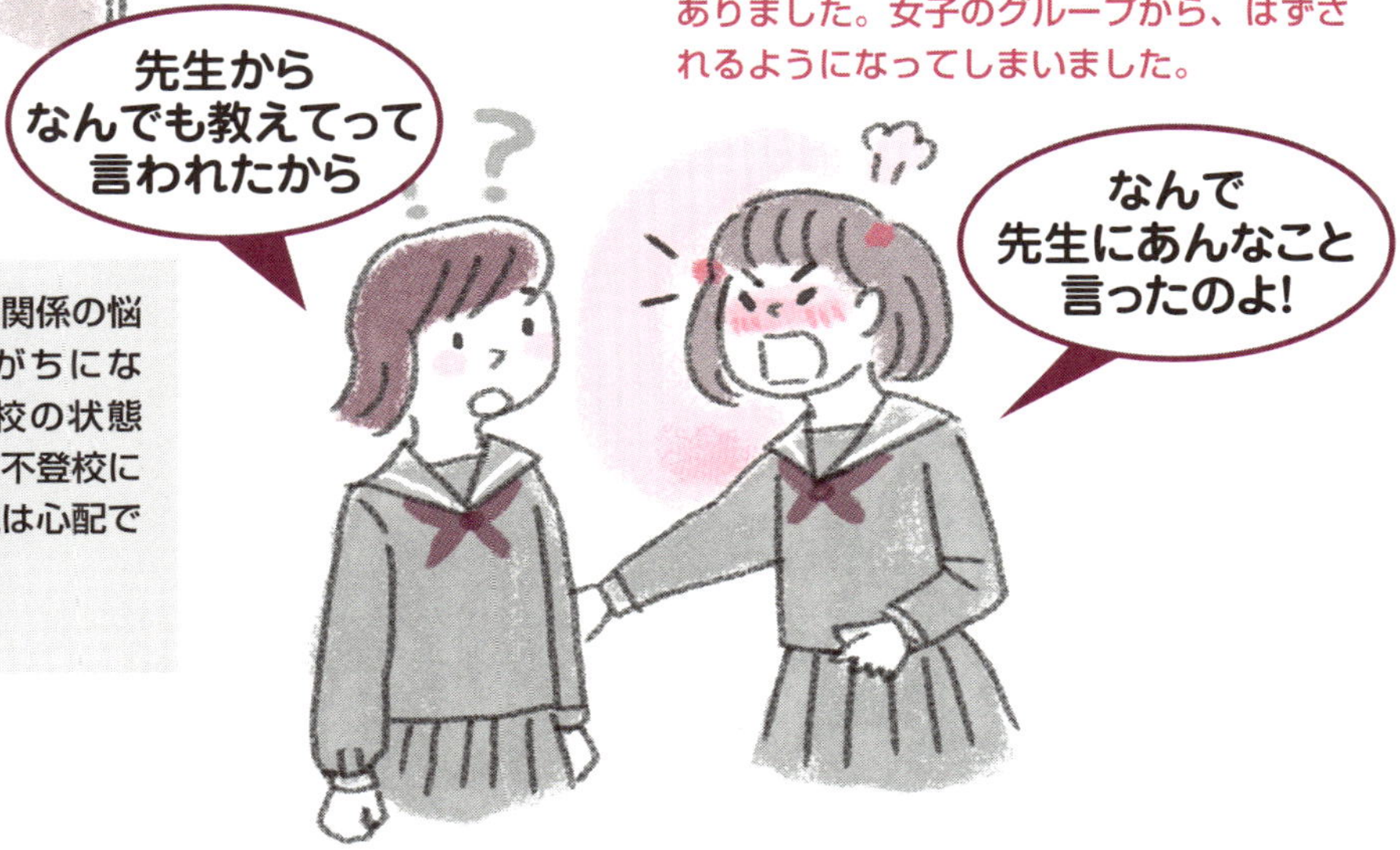
先生から
なんでも教えてって
言われたから
なんで
先生にあんなこと
言ったのよ!

やがてAさんは人間関係の悩みから、学校を休みがちになりました。保健室登校の状態になったり、一時的に不登校になったりもして、両親は心配でたまりませんでした。
(28ページへ続く)

よくある悩み

「ガールズトーク」についていけない

アスペルガー症候群の女性の悩みとしてもっとも多いのが、「ガールズトーク」ができない、楽しめないということです。

悩み 女性どうしの会話がはずまない

女性どうしで恋愛やファッション、身近な交友関係などの他愛ない話をするとき、ほかの子と同じように盛り上がるのが苦手です。さまざまな話題にそのときどきで合わせられず、会話がはずみません。「話が通じない子」「まじめな子」などと言われがちです。

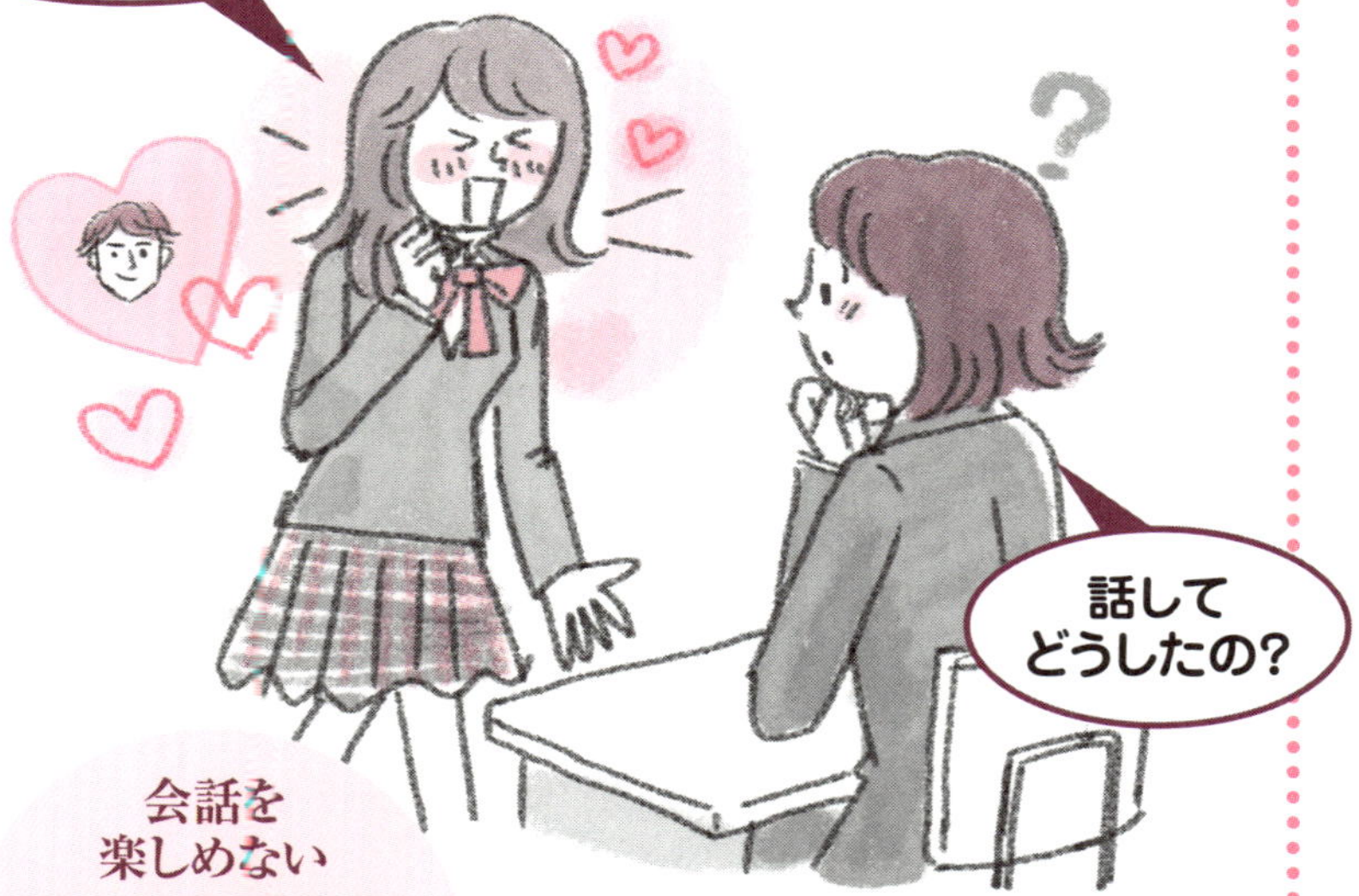

いま○○先輩と話しちゃったよ～
話してどうしたの？

話したいことや興味のあることが、ほかの子と違う。そのせいで、おしゃべりが盛り上がらない

会話を楽しめない
興味のある話題以外はつまらない。友達の話を聞くことはできるが、話についていけない

受け答えが人より遅い
会話の流れにそって受け答えをすることができるが、スピードが遅い。そのため、会話がはずまない

女性のグループに属せない
学校などで女子のグループができたとき、どこにもとけこめない。特定の似た友達としか仲よくなれない

原因　こだわりが強く、視野が広がりにくい

ガールズトークが苦手なことには、こだわりの強さが関係しています。アスペルガー症候群の人は自分の趣味ややり方にこだわるいっぽうで、人の話にはなかなか興味がもてません。それが女性の場合、おしゃべりをするスキルの低さとなって現れるのです。

こだわり

- 自分の興味・関心は強く追求する。その分野の知識量は膨大に
- 話の全体像をあまり意識しない。話の細部を気にしがち
- 基本的にマイペースで、ほかの人の言動にあまり関心がない

場に合わせた会話がなかなかできない

ガールズトークは基本的に、目的をもっておこなわれる話し合いではありません。他愛ないおしゃべりです。誰も結論など求めていないことが多いでしょう。そこでは、場に合わせて受け答えをすることが求められています。

女性はそうしたおしゃべりによって、人間関係をつくっているようなところがあります。ガールズトークを通じて、いっしょにいて苦ではない人を探し、関係をつくったり、深めたりしています。

しかしこの「目的のない」「場に合わせた」会話が、人に合わせることを苦手としているアスペルガー症候群の女性にとって、難題となるのです。

対応　苦手だと自覚し、無理をしない

- おしゃべりは苦手だと自覚して、ガールズトークに深入りしないようにしましょう。（対応1・対応2へ）
- 友達と話すよりも、ペットの世話をしているときのほうがリラックスできる人もいます。（対応4へ）
- 友達付き合いや恋愛への理解を深めることで、おしゃべりでの大失敗は減ります。（対応12へ）

※対応１～16は第４章・第５章に掲載されています。くわしい内容はそちらをご覧ください。

ただし男性よりは社会性が育ちやすい

アスペルガー症候群の女性は会話に悩みがちですが、それでも男性に比べると、社会性やコミュニケーション能力は育ちやすいようです。

男性は幼児期から会話のすれ違いが目立ちますが、女性が会話で困りはじめるのは、だいたい一〇代になってから。女性どうしのガールズトークが複雑になってきてからです。

この男女差には、男女の脳機能や社会的役割、生活スタイルなどの違いが関わっています。

よくある悩み

友達に嫌われても、理由がわからない

おしゃべりについていけないだけでなく、余計なことを言って、友達を怒らせてしまうというトラブルも、よくあります。

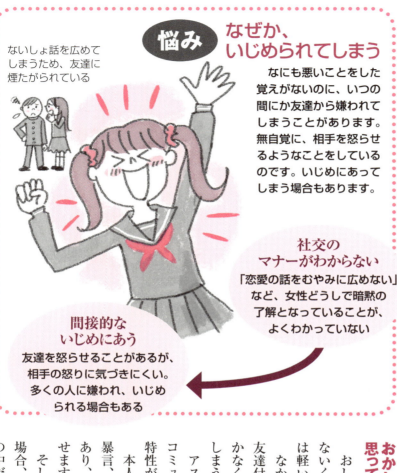

悩み　なぜか、いじめられてしまう

なにも悪いことをした覚えがないのに、いつの間にか友達から嫌われてしまうことがあります。無自覚に、相手を怒らせるようなことをしているのです。いじめにあってしまう場合もあります。

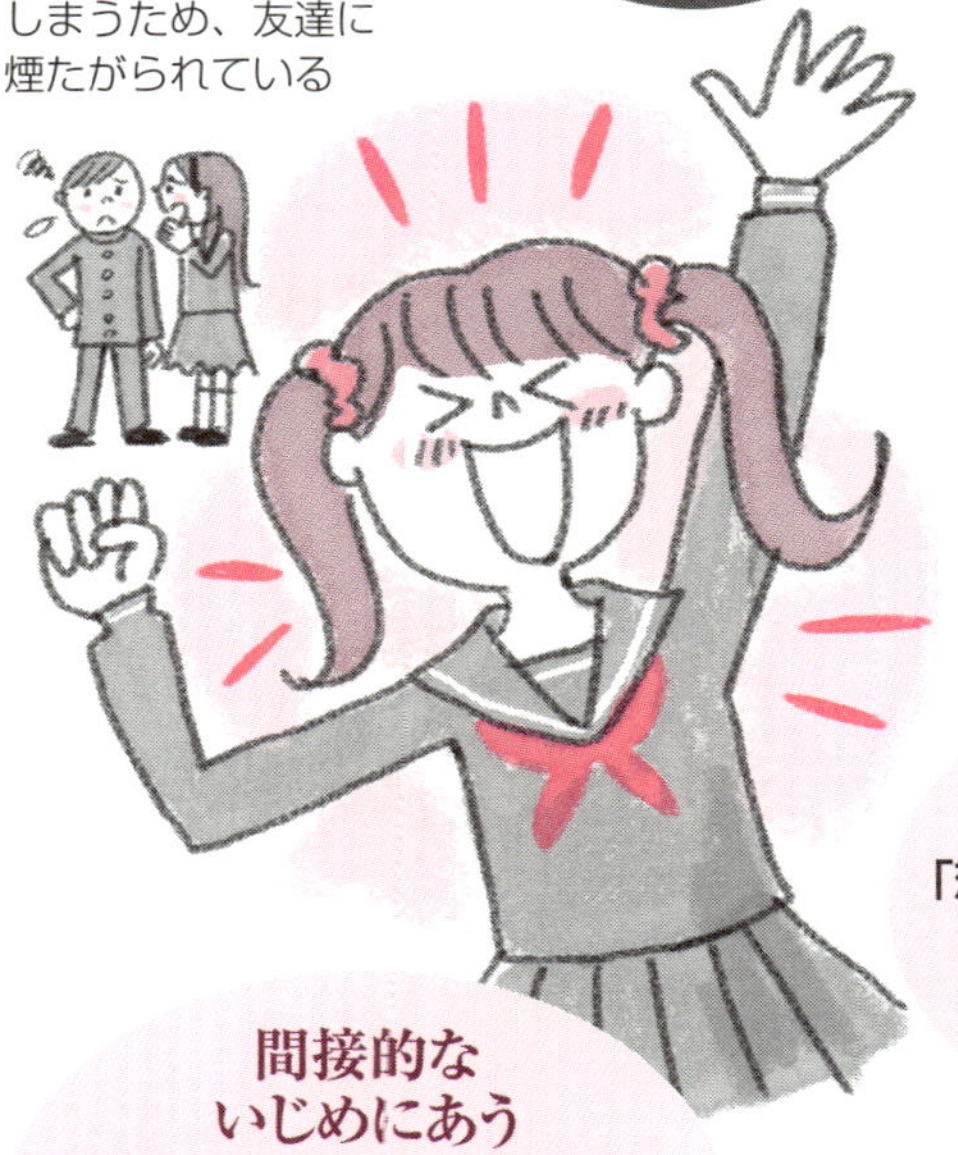

ないしょ話を広めてしまうため、友達に煙たがられている

社交のマナーがわからない

「恋愛の話をむやみに広めない」など、女性どうしで暗黙の了解となっていることが、よくわかっていない

間接的ないじめにあう

友達を怒らせることがあるが、相手の怒りに気づきにくい。多くの人に嫌われ、いじめられる場合もある

おかしいのは世の中だと思っている

おしゃべりが苦手で、友達が少ないくらいなら、まだ悩みとしては軽いのかもしれません。

なかには、一〇代になる頃から友達付き合いそのものがうまくいかなくなり、やがていじめられてしまう人もいます。

アスペルガー症候群の人には、コミュニケーションを苦手とする特性があります。

本人に悪気がなくても、失言や暴言、よくない態度が出ることがあり、それらがときに友達を怒らせます。

そして、本人が特性に無自覚な場合、悪いのは自分ではなく、世の中だと思ってしまうのです。

原因 非言語的なコミュニケーションが苦手

「暗黙の了解を知ること」「相手の怒りを読みとること」は、いずれも言葉になっていない情報です。アスペルガー症候群の人には、こうした非言語的なコミュニケーションを苦手とする特性があります。

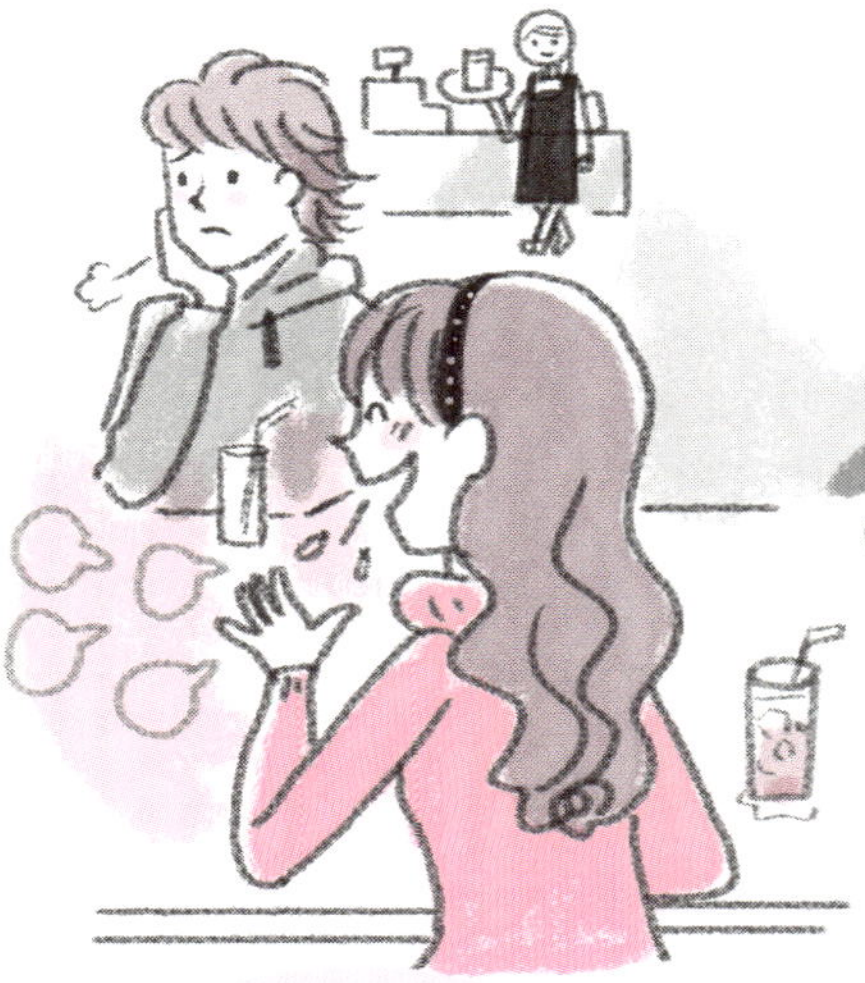

話し相手がおしゃべりに飽き、表情や態度で気持ちを示していても、それになかなか気づかない

表情の読みとりが苦手

人の表情から気持ちを読みとるのが苦手。また、自分でも表情で気持ちを示すことがうまくできない

しぐさに気をはらえない

表情と同様に、しぐさや口調、態度などから相手の気持ちを読みとるのも苦手。言葉にばかり注意している

「言外の意味」がわからない

言葉になっていない情報を理解するのが苦手。暗黙の了解や冗談、皮肉、慣用句などを察することが難しい

対応 理由を家族や友達に教えてもらう

- 練習するよりも、家族や友達にトラブルの「解説」を頼みましょう。（対応3・対応13へ）
- 約束が守れなくて友達を怒らせてしまう人は、タイマーを活用してみてください。（対応7へ）
- 雑談を上手にするのは難しいもの。無理をしないのも大切です。（対応2へ）

夫婦関係の悪化にもつながっている

人の気持ちを読みとることの難しさが、夫婦関係の悪化につながっているケースもあります。

アスペルガー症候群の妻が、夫の表情の変化になかなか気づけず、また、夫も妻の特性を理解できずに、関係がこじれていきます。

夫が妻に対して「わざと自分を怒らせているのか」などと誤解してしまうのです。

よくある悩み

「女の子らしくしなさい」と叱られる

しぐさや服装、ふるまいなどを女性らしくすることが好きになれず、そのせいで家族や友達と口論になることがあります。

悩み　しぐさや服装をよく注意される

まわりの友達が徐々に女の子らしいふるまいを身につけていくなかで、年齢相応の行動や習慣が身につかず、それを注意されがちです。「いつまでも子どもっぽい」「男の子みたい」などと言われます。

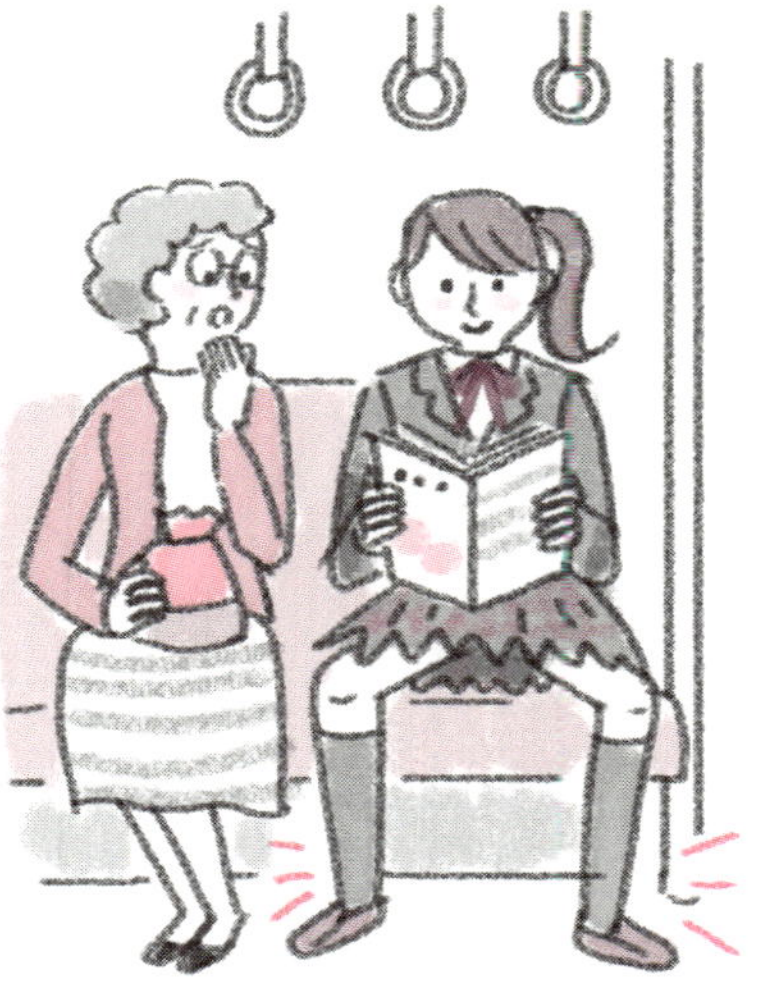
ミニスカートなのに、足を開いて座ってしまう。下着がみえることを気にしていない

女性としての習慣が身につかない

化粧やむだ毛の処理といった、女の子が大人になるにつれて覚えていく習慣が、なかなか身につかない

しぐさが悪いと注意される

足を開いて座るなど、女性が一般的にはさけるしぐさを、よくする。また、しぐさが全体的にあらっぽい

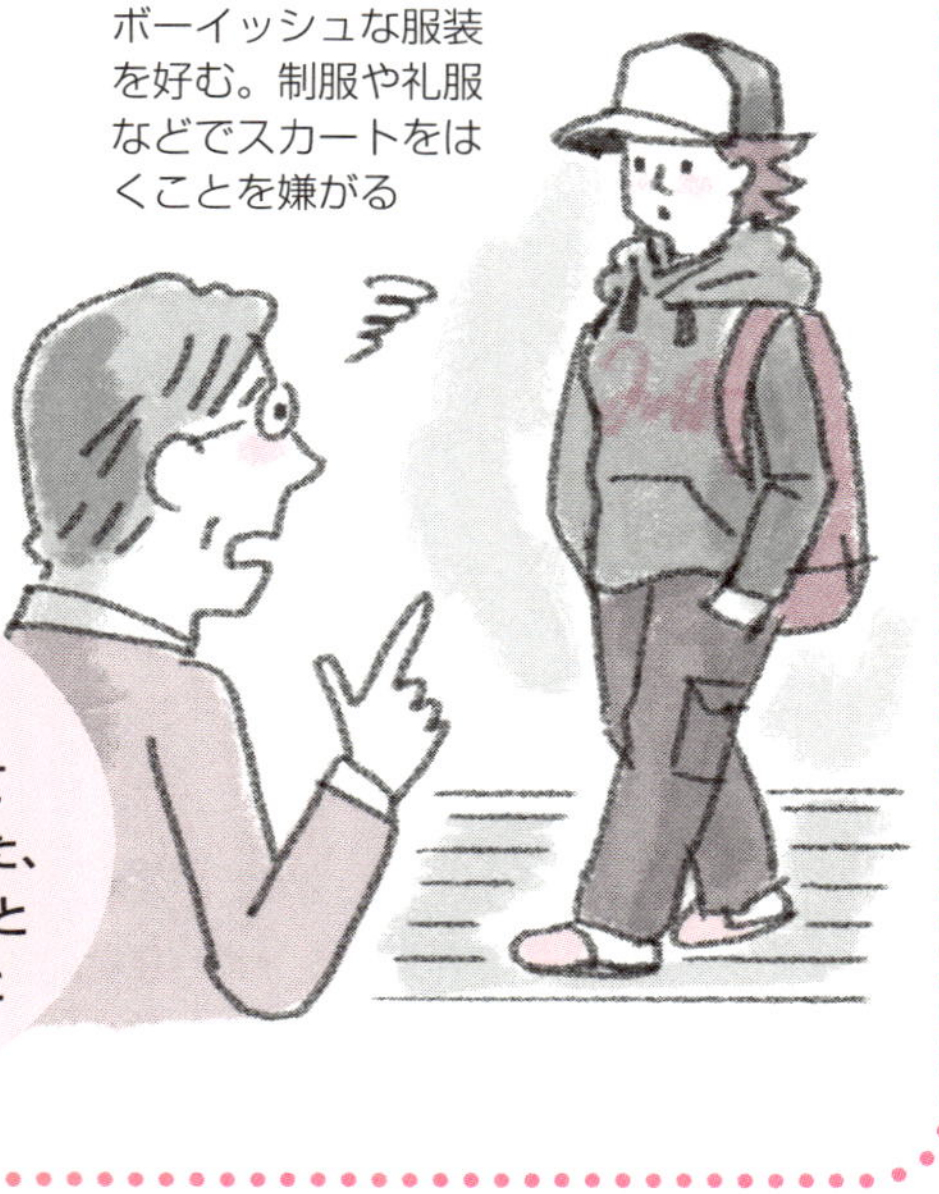
ボーイッシュな服装を好む。制服や礼服などでスカートをはくことを嫌がる

女性的な服装をしたくない

動きやすい服装を求めて男性的な格好をする。また、女性とは仲よくできないと考え、男性的になろうとする人もいる

注意されても女性らしさがわからない

「女性らしさ」は形のないもの。誰にとっても、わかりにくいものかもしれません。しかし多くの女性は、大人になるにつれ、必要最低限の習慣やマナーは身につけていきます。

アスペルガー症候群の女性の場合、そういった習慣やマナーの習得にも悩みます。「足を開かずに座る」というような、多くの人が常識として覚えることが、なかなかできないのです。

そもそも女性らしさに価値を感じていないため、家族や友達が多少、注意したくらいでは、改善しません。明確に、具体的に教えられなければ、わからないのです。

原因　女性的なものごとに価値を感じにくい

アスペルガー症候群の特性のひとつに、社会性の乏しさがあります。社会的に価値があっても、実際的でないものには、価値を感じにくいのです。そのため、「女性らしさ」の重要性がなかなか理解できません。

女性らしさに関心がない
まわりの人が「女性らしさ」に価値をおいていても、自分にとっては価値がないので、関心をもたない

実用的なことに価値をおく
社会的な価値よりも、自分にとって実用的であること、興味・関心をもてることに価値をおいている

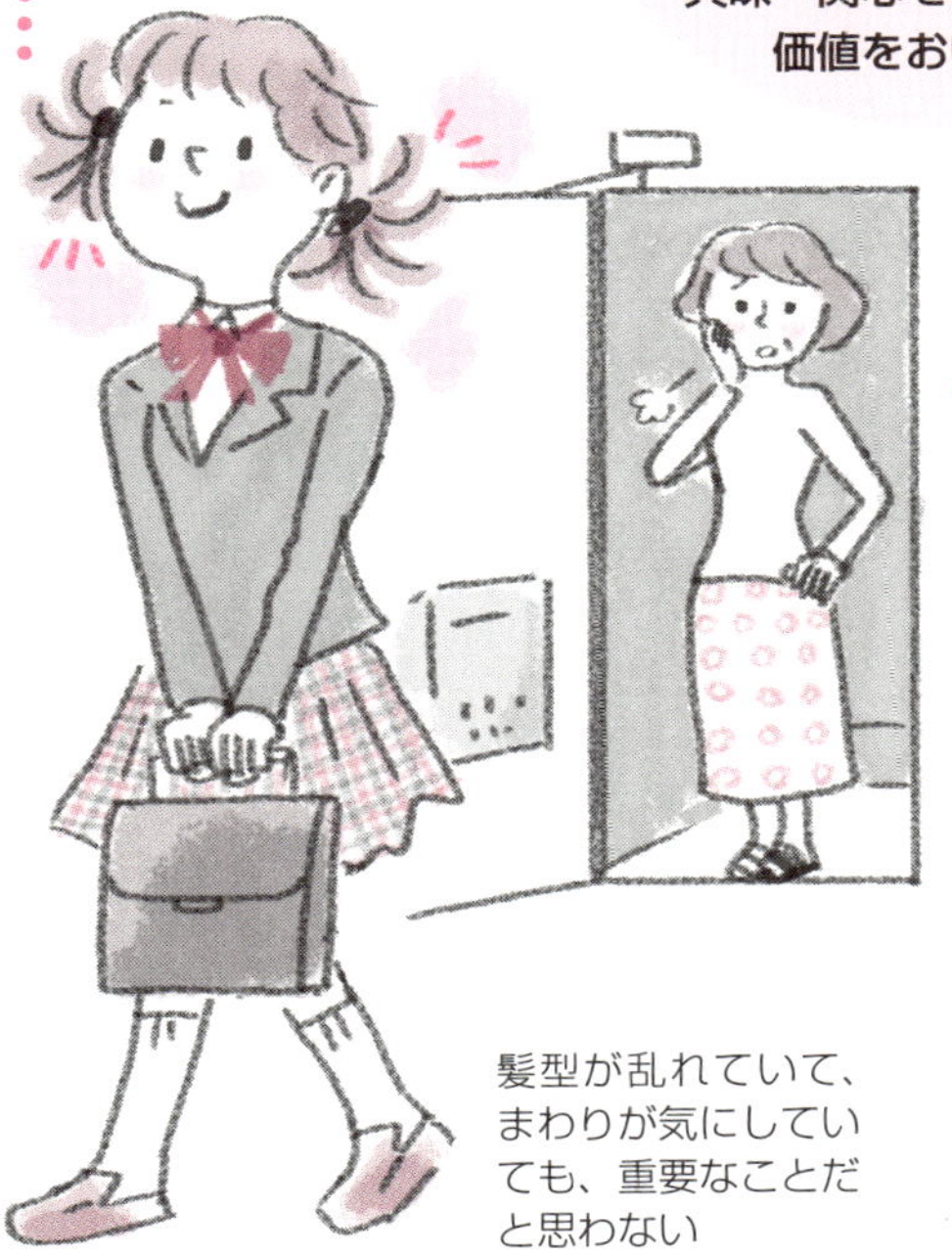

髪型が乱れていて、まわりが気にしていても、重要なことだと思わない

対応　基本的なことだけは学んでおく

- 家族にファッションの基礎を聞き、最低限必要なことは覚えましょう。（対応5・対応14へ）
- 身だしなみの整え方は、家族や友達に具体的に教えてもらいます。（対応6へ）
- しぐさや服装を具体的に学ぶために、映画が活用できます。（対応13へ）

よくある悩み

急に感情がダウンするときがある

人間関係の悩みやトラブルに対処するなかで、急に感情をもてあまし、パニックになることがあります。

悩み　怒りやつらさが爆発する

怒りや悲しみ、つらさといった感情をもてあまし、対処しきれなくなることがあります。しかも、とくに前ぶれもなく爆発するため、まわりの人を驚かせてしまいます。本人も、自分がダウンする予兆をなかなかつかめません。

落ち着いて考えることができなくなり、泣き出してしまう。そのつらさをまわりがわかってくれない

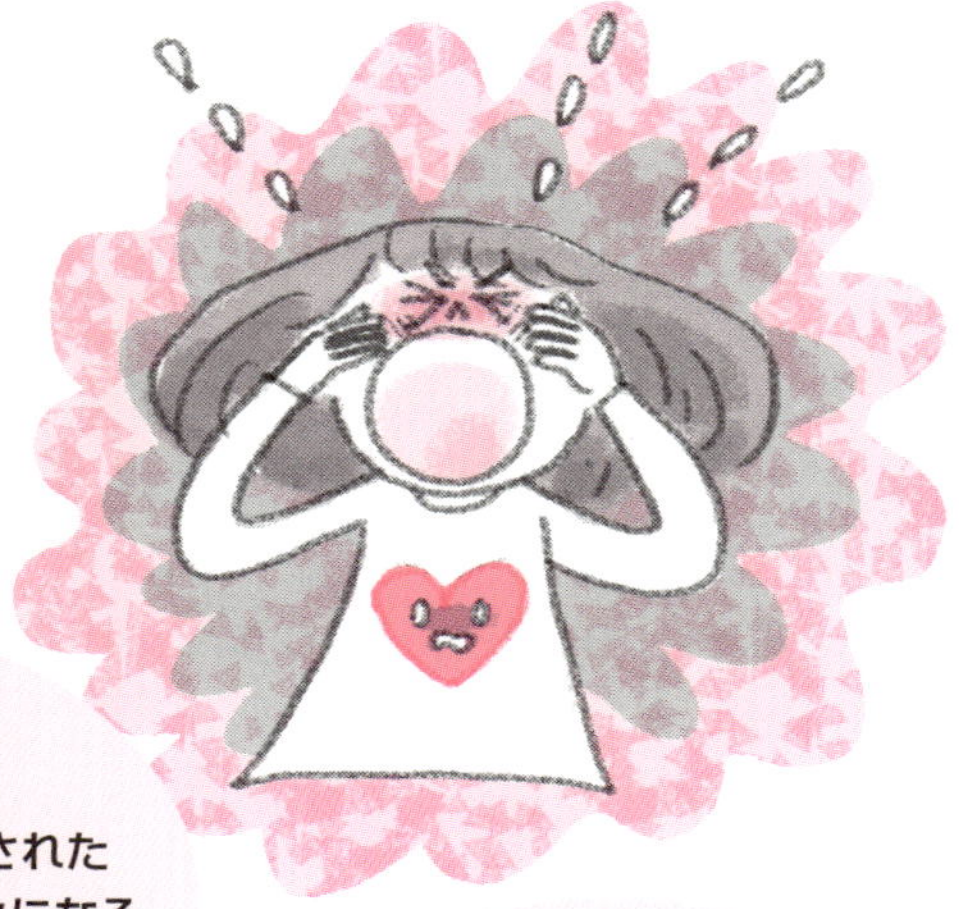

パニックになって号泣

苦手な作業を強要されたときなどに、パニックになる。また、過去のつらい体験を急に思い出して泣き出すこともある

怒りがあふれる

怒りをおさえられなくなる。感情表現が苦手で、怒りがまわりに伝わりにくく、まわりの人は「突然キレた」などと感じる

男性は限界がくると行動に出やすい

感情がダウンしたとき、女性の多くは泣き出したり、呆然としたりします。怒っていても、それを言葉にするくらいで、人を叩いたり暴れたりは、あまりしません。

男性の場合、心の容量が限界に達すると暴力をふるったり、その場から逃げたりしがちです。傾向の違いがみられます。

なぜダウンしたのか、まわりに理解されにくい

感情を爆発させたり、パニックになったりすることは、誰にでもあるでしょう。しかし多くの人の場合、なぜそのような事態になったのか、本人やまわりの人が、だ

原因　心の容量がいっぱいになる

さまざまな特性があり、ほかの人とはものごとの感じ方が違うため、感情が爆発するきっかけやタイミングも独特です。情報を水、心の余裕をコップにたとえると、ほかの人との違いがわかりやすくなるでしょう。

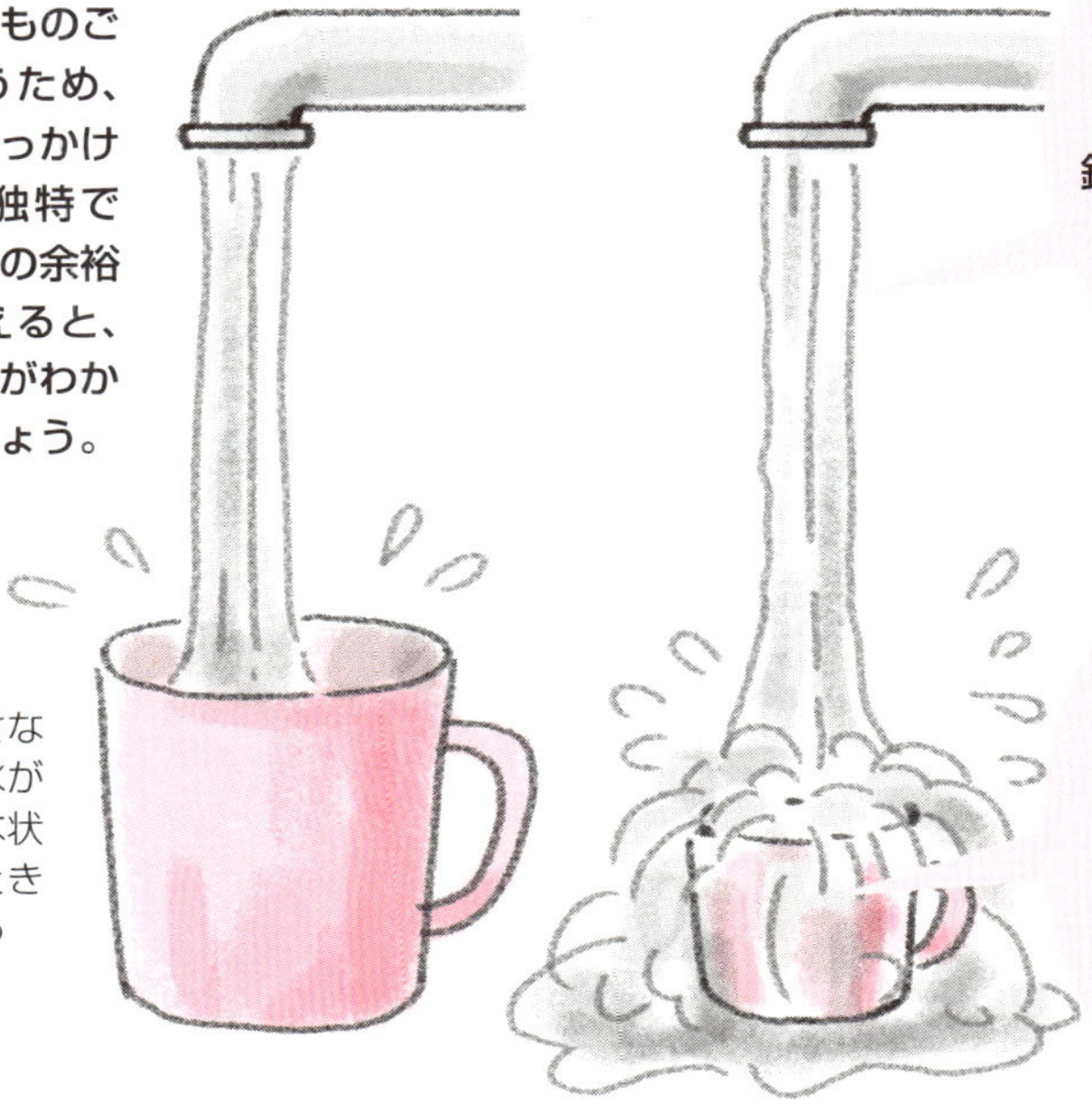

ほかの人よりも小さなコップに、大量の水が注がれているような状態。水があふれたときにパニックが起こる

入ってくる情報が多い

想像力の乏しさ、感覚の過敏性や鈍麻があり、情報処理に手間どりがち。あせったりイライラしたりしやすい

受け止める容量が少ない

情報を受け止める心の余裕が少ない。感情の処理が苦手なせいか、ストレス耐性が弱く、トラウマが残りやすい

対応　よく休んでストレスを減らす

- 人よりも多く休憩をとり、情報や感情を処理する時間をもちましょう。（対応9へ）
- ストレスを減らすために、人付き合いを減らすのもひとつの方法です。（対応1へ）
- ペットを飼うことで、精神的な余裕が増える場合があります。（対応4へ）

いたいは理解できます。

いっぽうアスペルガー症候群の女性は、感情をもてあましてしまったとき、周囲の理解がなかなか得られません。唐突に泣き出したり、なにも手につかなくなったりして、まわりの人を困惑させてしまいます。

それどころか、本人でさえも、自分が爆発するタイミングを理解できていなかったりします。限界をなかなか自覚できないのです。

よくある悩み

人にだまされ、性的な被害にあう

人間関係の誤解や失敗が、性的な被害につながってしまうことがあります。早めに本人の自覚をうながし、被害を未然に防がなければいけません。

悩み　男女付き合いでの誤解や失敗が多い

男性との付き合いで、自ら誤解したり、相手に誤解されたりすることが多く、悩みの種になります。大小さまざまな失敗をしがちです。悪意のある男性に言いくるめられ、性的な被害にあってしまうこともあります。

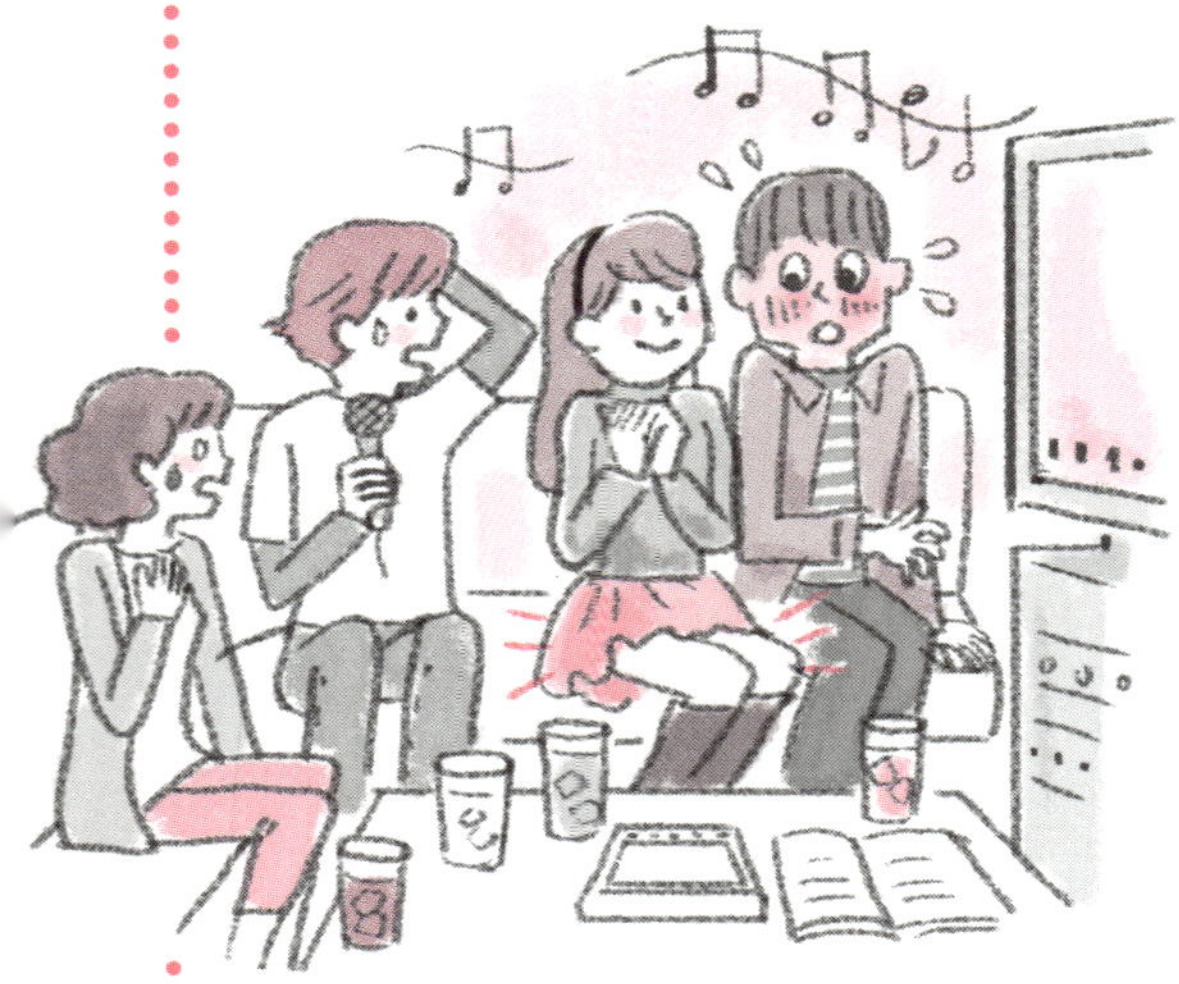

ほかの人との距離のとり方がよくわかっていない。男性の近くに座って、好意ととられてしまう

男性に誤解されやすい

どんな服装や行動が男性を誘うサインになるか、よくわかっていない。なにげなく男性にふれ、好意だと誤解されたりする

知らない人にだまされる

初対面の男性から誘われたときに、「食事をおごる」などの言葉だけを信じ、ついて行ってしまう

↓

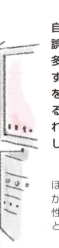

ショックを受ける

自分ではその気がないのに、男女の付き合いになってしまい、ショックを受ける。原因がわからず苦しむ

自己理解がゆがむ

失敗をくり返すうちに「自分が誘った」「自分は男好きだ」などと自虐的な考え方になっていく

自分の考え方や
生き方を重視していて、
一般常識への興味が弱い

人間関係を築くことが
苦手で、それゆえ友達から
学ぶ機会が少ない

原因 社会性が年齢相応に育っていない

多くの女性は思春期前後に男女付き合いの機微を理解します。周囲の人から学んだり、テレビや映画などを参考にします。しかしそれは、社会性の乏しいアスペルガー症候群の女性には難しいことです。彼女たちには、年齢相応の社会性がなかなか育ちません。

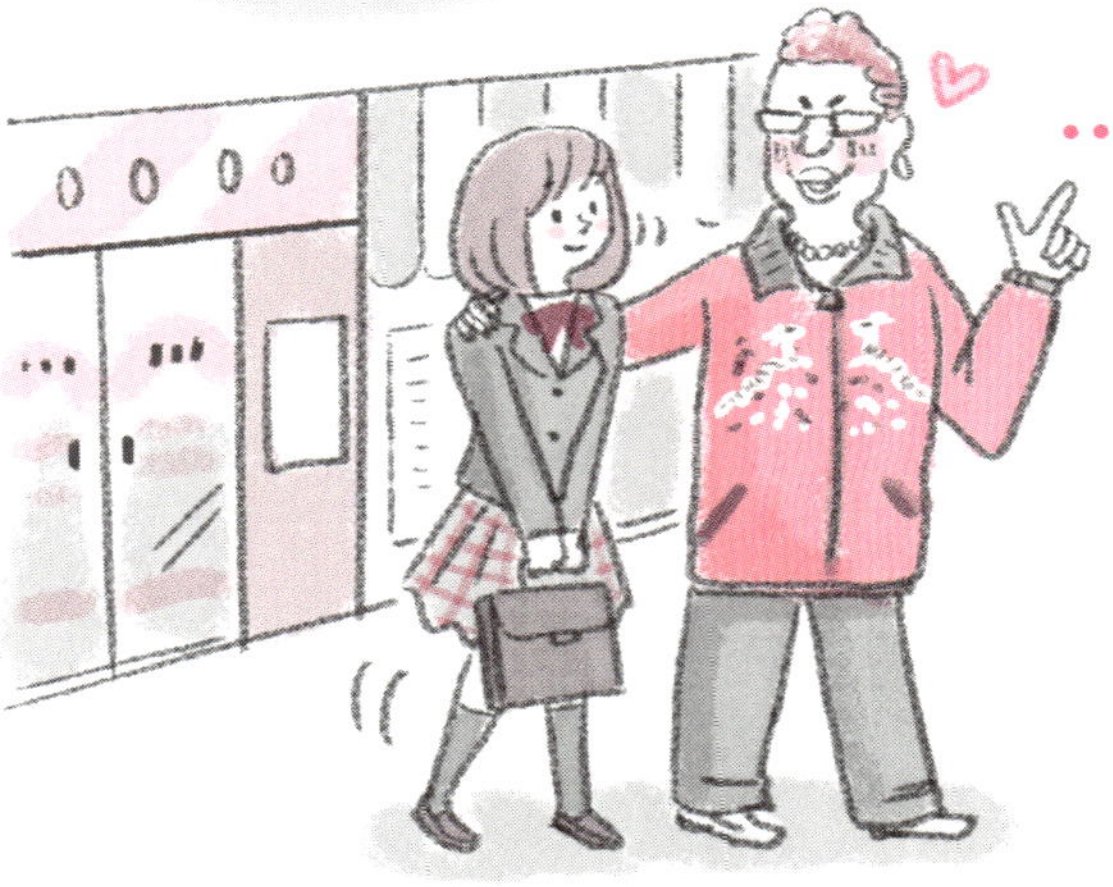

知らない人に声をかけられても、警戒できない。
相手の嘘がうまければ、だまされてしまう

誰も交際のコツを教えてくれない

生活習慣や友達付き合いの悩みには、家族が気づいてくれることが多く、サポートを受けやすいでしょう。

しかし男女付き合いとなると、家族はあまり口出しをしないものです。多くの場合、本人にまかせておこうとします。

しかし、男女付き合いにこそ、家族のサポートが必要です。男女の交際や恋愛は、学校の先生から習えることではなく、友達も、あえて聞かなければ、こまごまと教えてはくれません。

異性との付き合いについては、本人が家族によく相談すること、家族が本人まかせにしないことが、どちらも欠かせません。

対応 被害にあう前に交際のコツを学ぶ

- 被害にあう前に、家族で男女交際について話し合い、理解を深めましょう。(対応11・対応16へ)
- 男性がなぜ声をかけてくるのか、具体的に知っておきましょう。(対応12へ)
- 自分の体の成長を基礎から学んでおくことも大切です。(対応15 へ)

2ページでわかる 年代別・女性のアスペルガー症候群の特徴

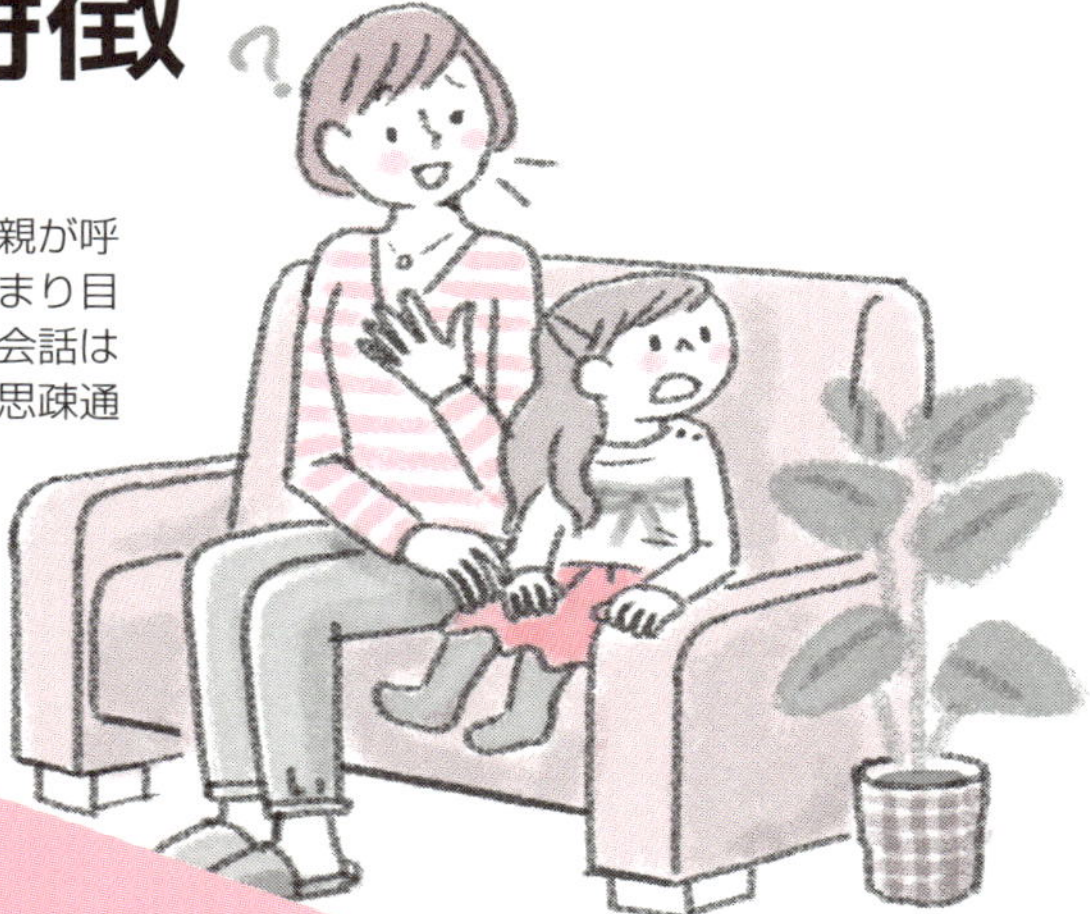

幼児期に、母親が呼びかけてもあまり目が合わない。会話はできるが、意思疎通がしにくい

中学校・高校では

思春期に入ると**女子のグループに入れない**だけでなく、**男子との付き合いが苦手**で悩む。家族や友達に**女性らしさの不足**を指摘される。また、この頃から**体調不良**が目立ちはじめる

小学校では

目が合いにくいこと、**感覚過敏があること**は小学校以降も同様。それに加えて、徐々に**女子のグループに入れない**ことが目立ってくる。一見おしゃべりだが、**会話がすれ違い**、友達が増えにくい

幼児期には

目が合いにくい、**感覚過敏がある**などの特性がみられる。しかし**自分の世界でのごっこ遊びはできる**ため、アスペルガー症候群の典型例にはみえない。検査をしても、診断されない場合がある

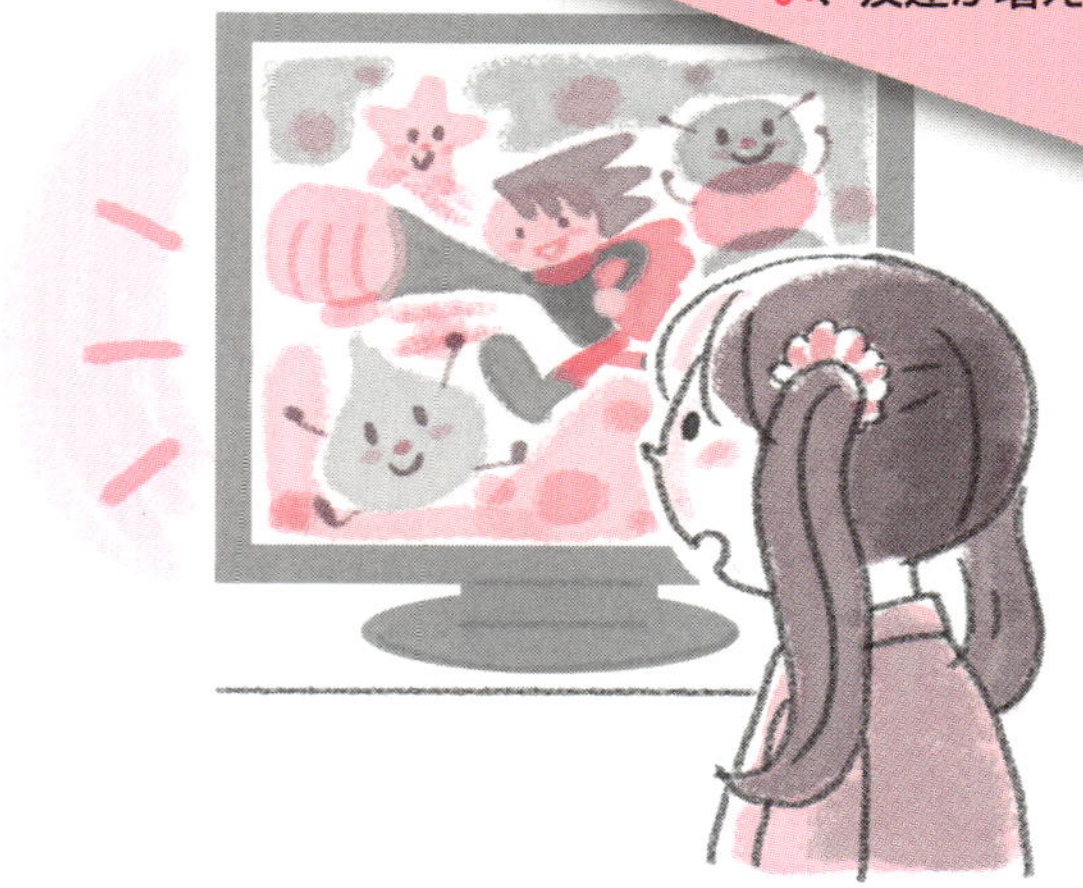

小学校中学年の頃、女の子どうしで遊ぶよりも、ひとりでアニメなどをみることを好む

大学・社会では

対人関係の悩みも体調不良も、深刻になってくる。不眠などの睡眠障害や月経時の不定愁訴に苦しむ。また、性的な被害にあってしまう場合がある

結婚・出産のときには

慢性的な体調不良に悩んでいる。対人関係の悩みは夫婦関係のこじれや育児への戸惑いとなる。子どもが発達障害の診断を受けることで、自身の特性に気づく例も多い

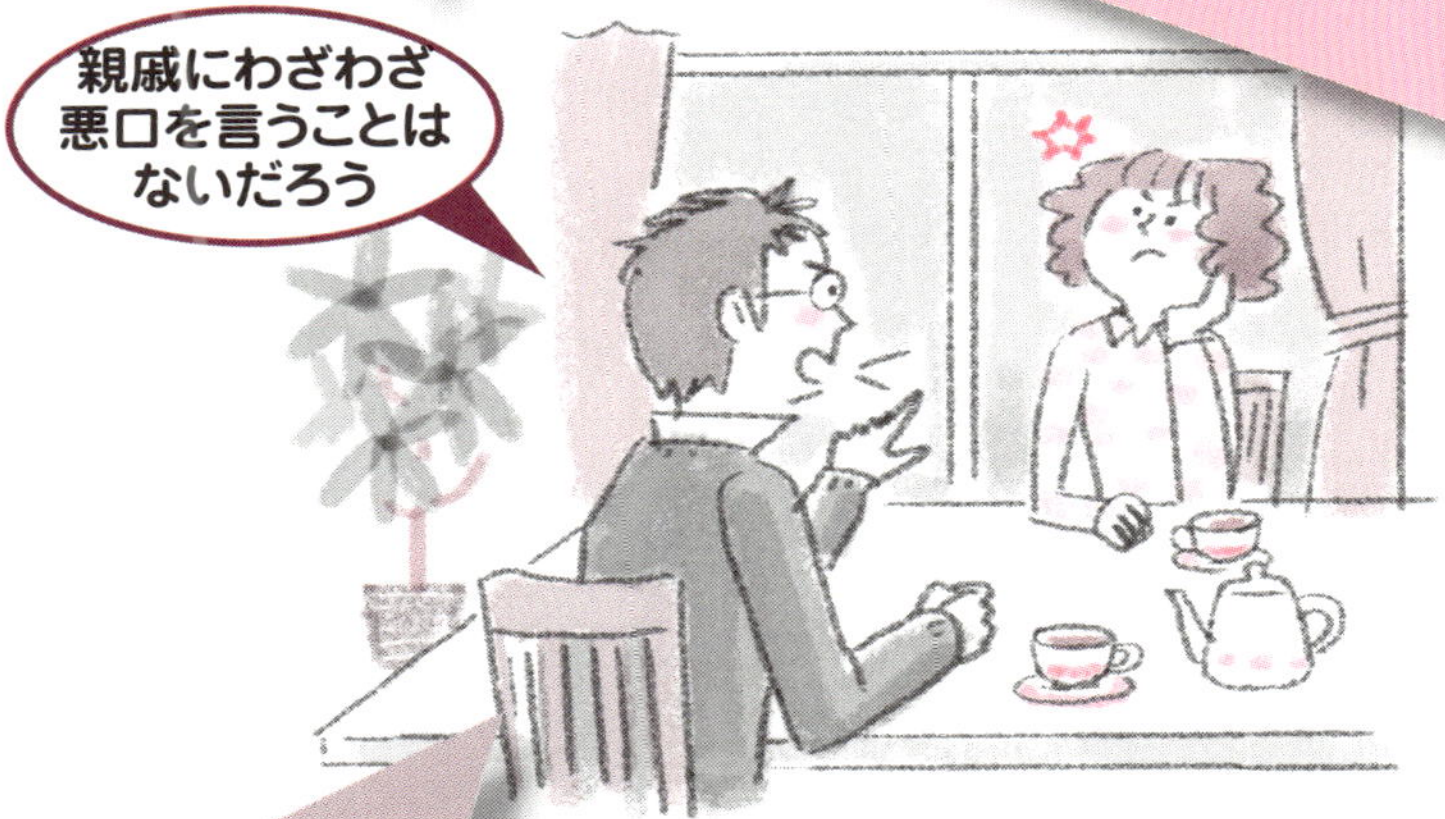
親戚にわざわざ悪口を言うことはないだろう

結婚後、悪口を言ったつもりはないのに、夫から厳しく注意され、イライラする

男性の特徴

男の子は幼児期に友達とうまく遊べない。典型的なパターンをたどる

小学校ではグループに入れないというより、そもそも人間関係がつくれない

中学校・高校では集団行動に悩むが、体調不良をうったえることは少ない

大学・社会では就職が最大の悩みに。仕事がうまくいかず、職場を転々とする

結婚後、夫婦関係がこじれやすい。育児にあまり関心をもてない人もいる

COLUMN

女性の「共感脳」と男性の「論理脳」

男女の脳は働き方が違う?

発達心理学者のサイモン・バロン＝コーエンが、女性の脳は共感を、男性の脳はシステム化を求める傾向があることを、仮説として唱えています。

ここでいう共感とは、他人の考えや気持ちに対する共感のことです。またシステム化とは、ものごとを分析したり、構成したりすることをさします。

女性と男性を一定の指標で調査すると、女性は共感する傾向が強く、男性はシステム化する傾向が強かったというのです。

違いを意識することがヒントになる

あくまでも統計による仮説ですが、生活上の実感にも合っているのではないでしょうか。会話の場面を考えてみても、女性は共感を、男性は分析を求めがちです。女性は文系、男性は理系が多いといってみても、よいかもしれません。

女性の脳	男性の脳
他人との共感を好む?	分析や論理を好む?
どちらかといえば文系?	どちらかといえば理系?
アスペルガー症候群的ではない?	アスペルガー症候群的?

そのように男女の脳の違いを意識してみると、アスペルガー症候群の女性を理解するヒントがみえてきます。

女性は一般的に共感的で文系だと思われがちです。しかしアスペルガー症候群があると、共感的なコミュニケーションは苦手で、むしろ事実や論理を好みます。

そのギャップがあるために、女性の当事者は誤解されやすく、苦しんでいるのかもしれません。

2

体調不良のひどさにも困っている

人間関係の悩みと双璧をなす大きな問題が、
体調不良のひどさです。
アスペルガー症候群の男性では、
体の不調が問題になることはさほど多くないのですが、
女性では主要な悩みとなります。

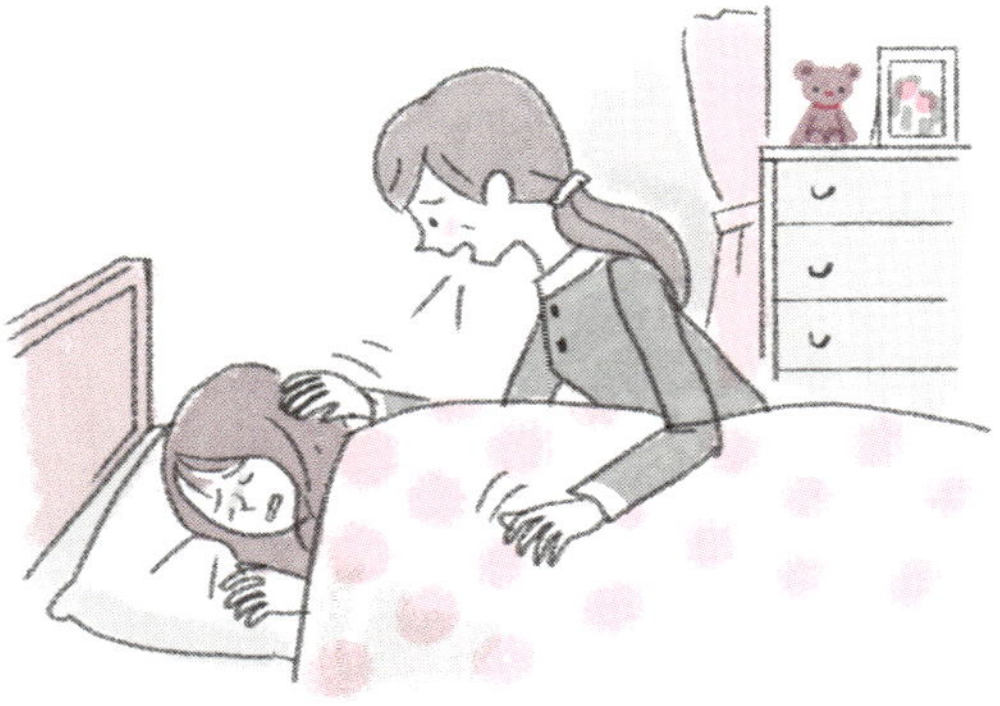

ストーリー❷

睡眠不足、めまい、体力低下で病院へ

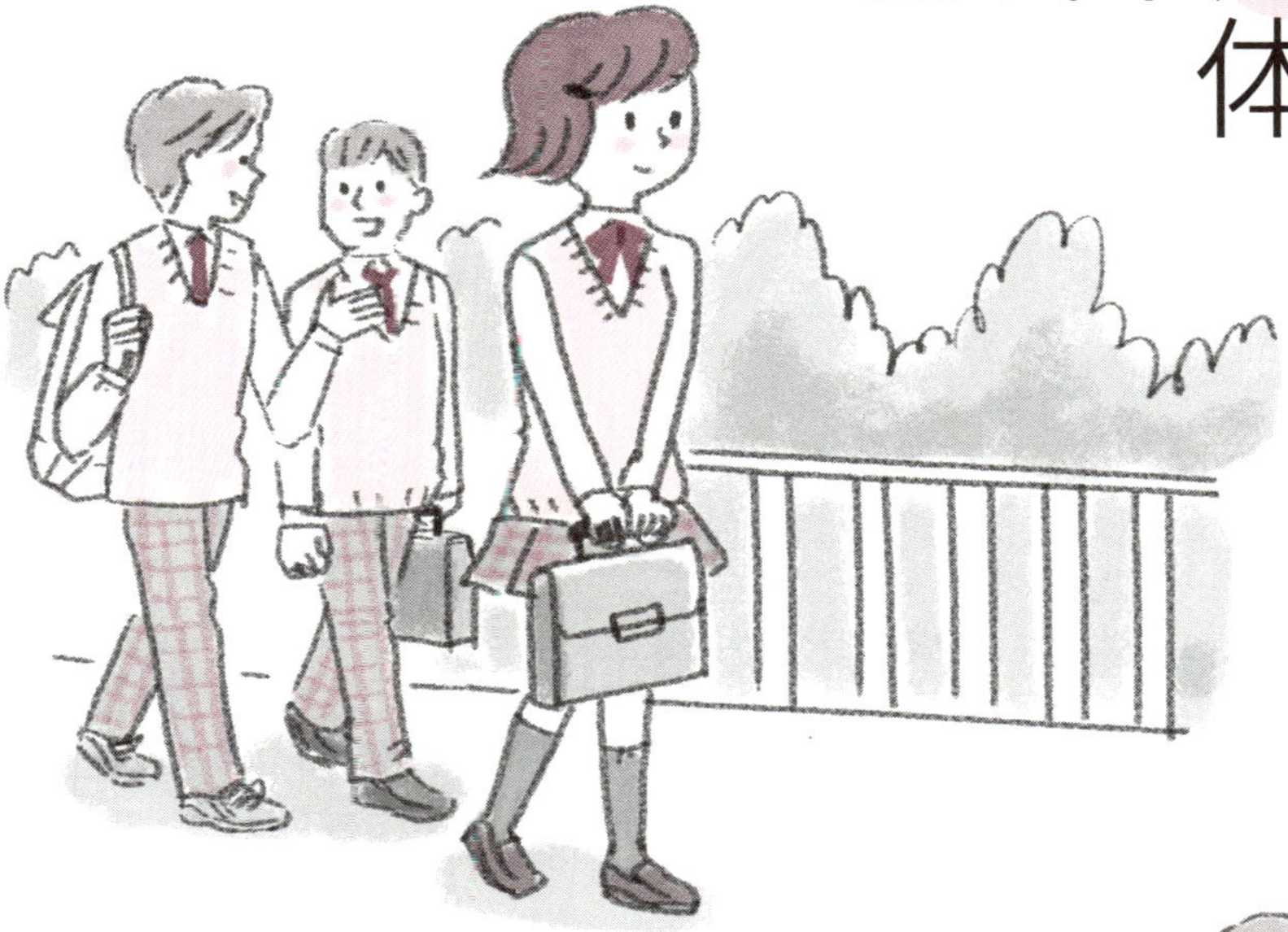

① Aさん（12ページ参照）は中学時代、不登校になった時期もありましたが、その後はまた学校へ行けるようになり、無事に卒業。高校へと進学しました。その頃には、自分は友達付き合いが苦手だという自覚がありました。

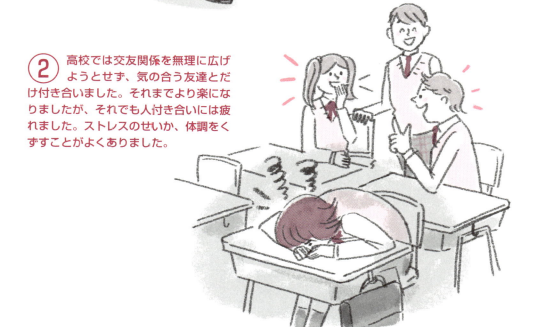

② 高校では交友関係を無理に広げようとせず、気の合う友達とだけ付き合いました。それまでより楽になりましたが、それでも人付き合いには疲れました。ストレスのせいか、体調をくずすことがよくありました。

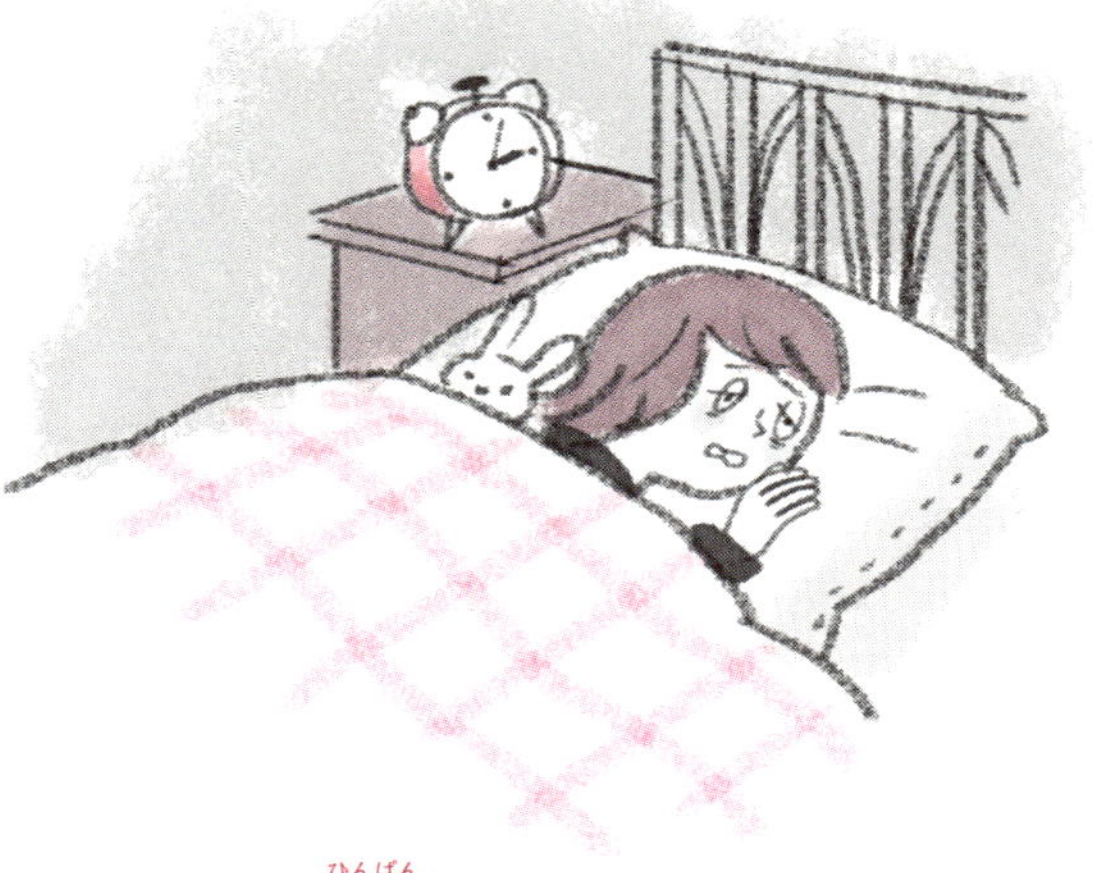

③ 昼間にだるいだけでなく、夜に眠れなかったり、朝起きられなかったりもして、生活リズムが不安定になっていきました。人間関係のストレスだけが原因ではないような気がして、不安がつのりました。

④ 頻繁《ひんぱん》に体調をくずすため、家族が心配して、Aさんを近所の内科クリニックへ連れて行きました。Aさんは「心身症」と言われ、症状を緩和する薬を処方されました。薬を飲むと、少し楽になりました。

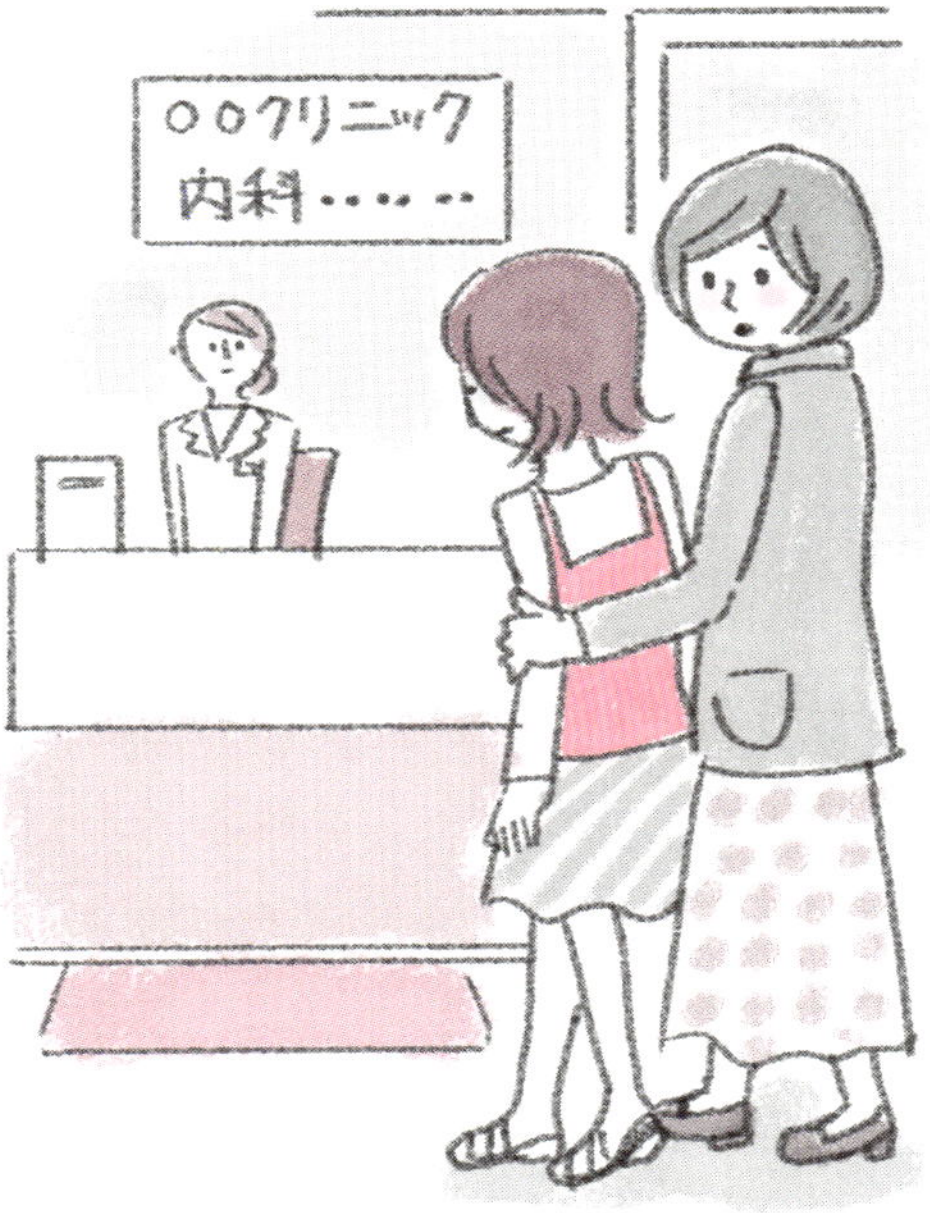

⑤ しかし、薬を飲んでいても、快調というわけではありませんでした。だましだまし、生活しているような感じです。睡眠不足なのか、ストレスなのか、登校中に気持ち悪くなってしまうこともありました。

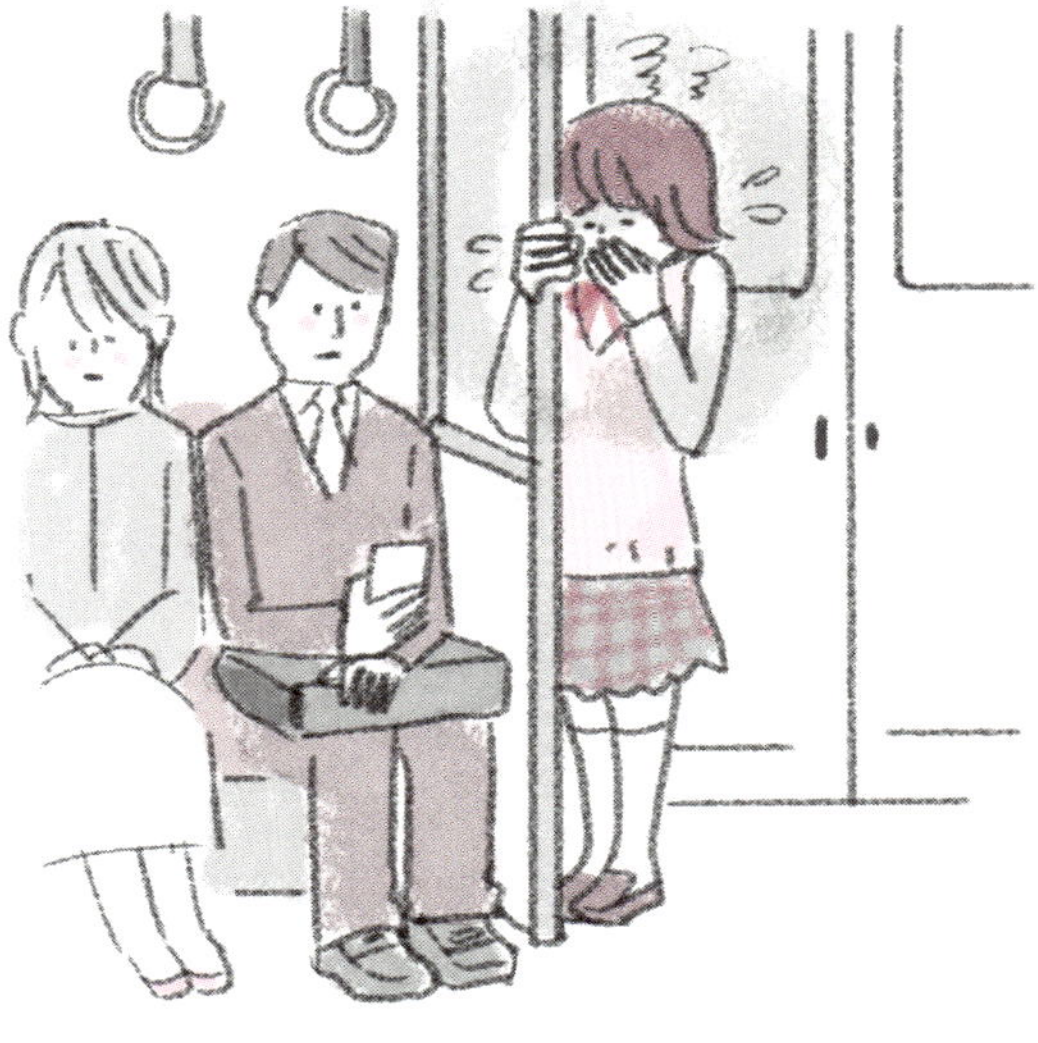

この頃、Aさんは自分のことを、弱い人間だと思っていました。人間関係で失敗しやすく、そのせいで体調をくずしているのは、自分の落ち度だと感じていたのです。まだアスペルガー症候群のことにはまったく気づいていませんでした。

心身の症状

朝が苦手で、ベッドから起き上がれない

アスペルガー症候群の女性の多くが、睡眠障害をはじめとする体調不良に悩んでいます。朝起き上がれないくらいの疲労感がしばしばあります。

悩み　慢性的で重い体調不良

アスペルガー症候群の女性には、体調不良が起こりやすいようです。とくに多いのは睡眠障害や胃腸の異常、疲労感など。それらの不調が慢性的に起こるため、薬が手放せません。

眠れない、起きられない

不眠や寝起きの悪さといった、睡眠障害が起こる。自力では対処しきれないくらいの重症になる

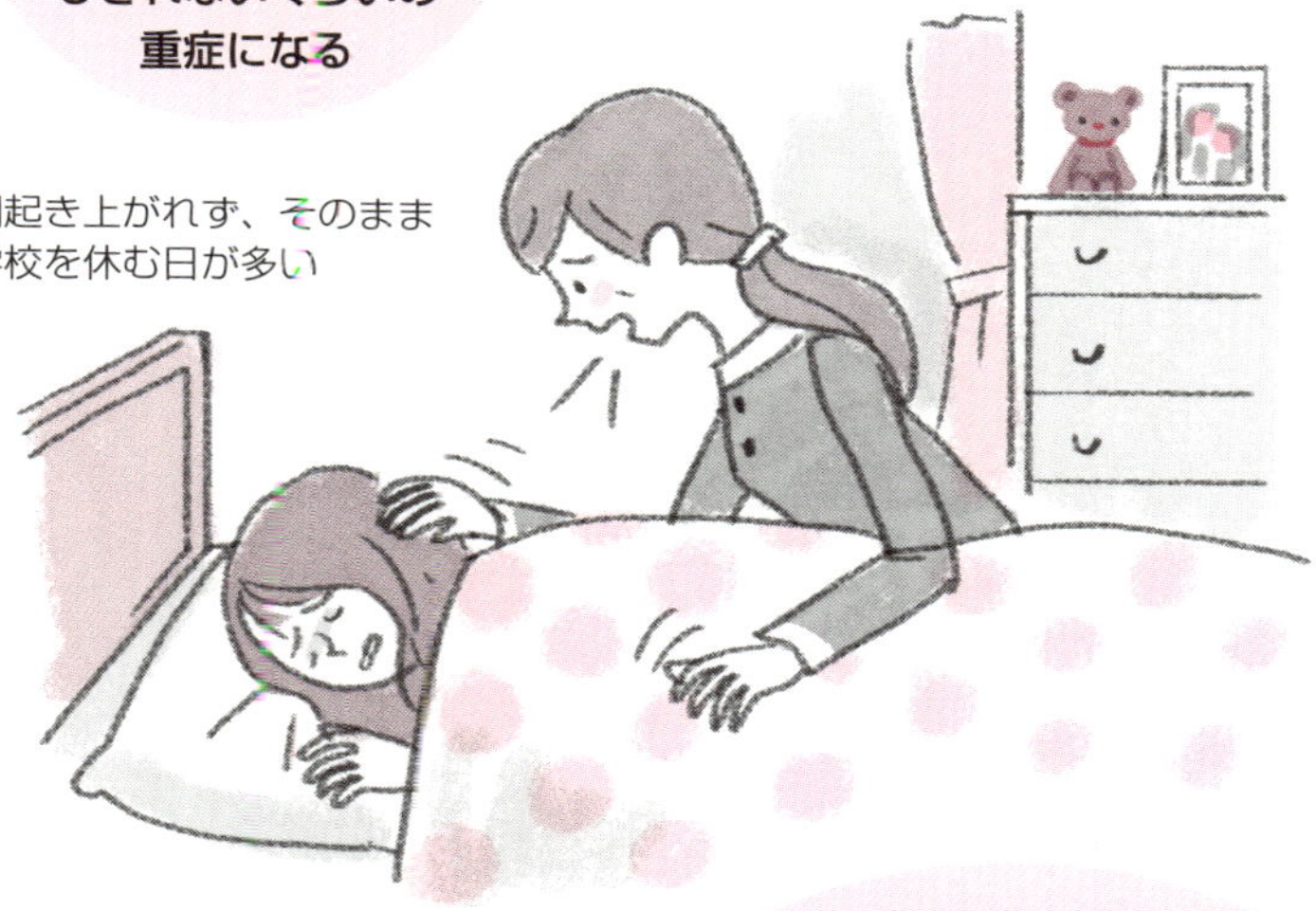

朝起き上がれず、そのまま学校を休む日が多い

原因不明の発熱

とくに持病があるわけではないのに、よく発熱する。医療機関にかかっても、とくに原因がわからない

吐き気や腹痛、便秘

胃腸が悪くなりやすい。吐き気や腹痛、下痢、便秘といった症状がよく起こる。胃腸薬をよく飲んでいる

ひどい疲労感

とくに重労働をしていないのに、朝からひどい疲労感がある。だるくて布団から出られない

神経系の機能不全がストレスで悪化

アスペルガー症候群の女性には、自律神経失調症のような身体症状がよくみられます。体質的に、神経系の機能不全が起こりやすいようです。詳細はわかっていませんが、脳機能障害となにか関連があるのかもしれません。

機能不全が起こりやすいうえに、生活上の困難によるストレスも強いため、神経系の働きが不安定になりがちです。

月経の前後は症状がさらにひどくなる

月経の前後には、症状がより不安定になる傾向があります。月経の前に体調不良が起こる「月経前症候群」が起こりやすく、症状も重いともいわれています。

原因 神経系の機能不全が起こりやすい

体調不良が頻発することの背景に、神経系の機能不全があるのではないかといわれています。自律神経の働きがうまく調節できないことがあり、発熱や胃腸の不調などが起こるのだと考えられます。

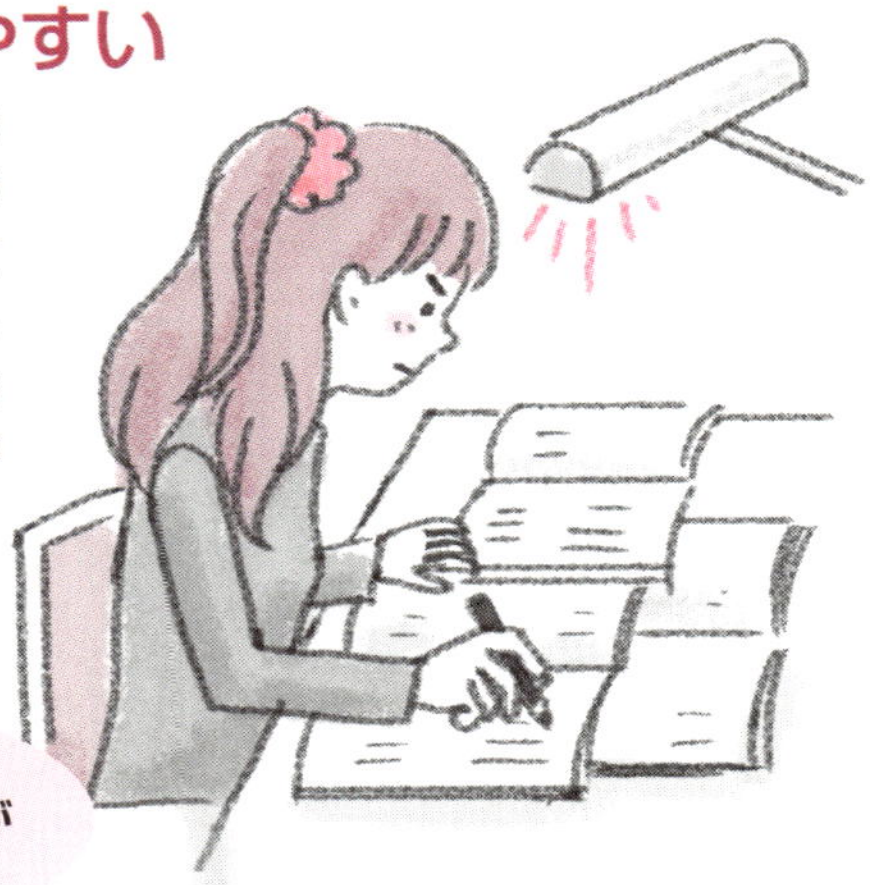

自律神経の調節がうまくいかず、体の不調が起こりやすい

発達障害による生活上の困難がストレスとなり、神経系の働きをより悪くする

自分の疲れに気づきにくく、無理をしてしまうというのも、神経系の異常のひとつ

対応 治療を受け、生活を改善する

- 睡眠障害や胃腸の異常などを改善するために、医療機関にかかりましょう。（対応8へ）
- 時間の感覚がもてず、生活リズムがくずれる人は、タイマーを活用しましょう。（対応7へ）
- 月経に関する基礎知識を身につけておくことも大切です。（対応15へ）

心身の症状

自分の成長に戸惑い、体調をくずす

思春期に体型が変化したり、月経がはじまったりするなかで、心身の変化に困惑してしまい、体調をくずす人がよくいます。

悩み　思春期の変化を受け入れられない

思春期には男女ともに体が大きく成長しますが、アスペルガー症候群の人は、その変化に戸惑います。ことに女性の場合、体型の変化や月経などに対する困惑が強く、そのストレスで体調不良になる人もいます。

体型が変わってきているのに、子どもの頃と同じような服装をしたがり、家族に注意される

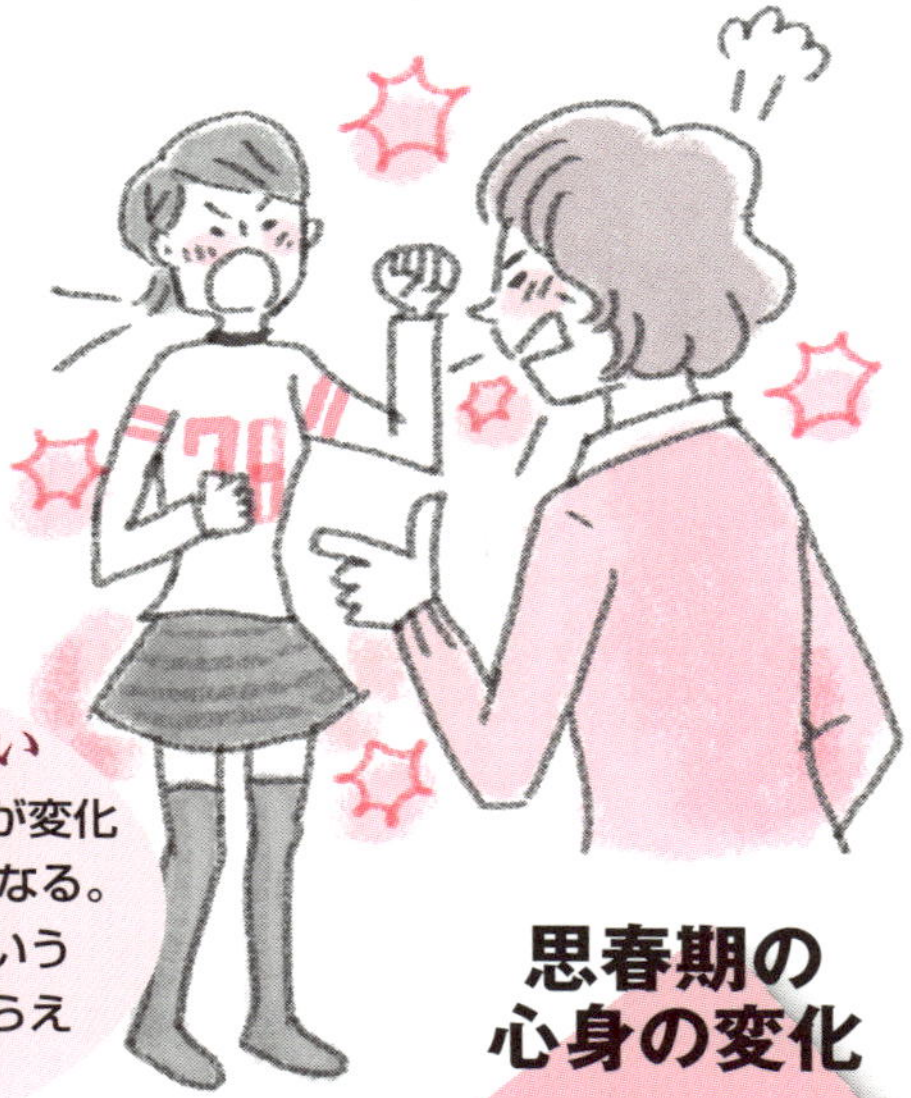

変化することがつらい

体型や体のしくみ、気持ちが変化すること自体がストレスになる。それまで通りでいたいという気持ちが強く、変化に逆らえないことがつらい

思春期の心身の変化

10歳頃から女性ホルモンの分泌がうながされるが、体型にはまだ変化はみられない

12歳頃に体型の変化がはじまる。胸や腰まわりなどが女性的に成長していく。精神的にやや不安定になる

13歳頃に月経がはじまる。また、わきの下や脚の毛、性毛が生えそろってくる。変化への戸惑いが強くなる

16歳頃になると体型が大人と同じようになり、月経の周期が一定になってくる。恋愛感情が強くなる

原因 「同一性」へのこだわりが強い

アスペルガー症候群の人の多くは、同一であること、規則的であることを好みます。同じ道順や手順にこだわり、それ以外の方法を認めたがりません。そのため、ほかの人と行動を合わせることが苦手です。

同一性へのこだわり
なにごともつねに一定であることを好む。手順やものの置き場所などに強くこだわり、少しでも変わると嫌がる

社会性の乏しさ
その場の状況やほかの人の希望に合わせて、行動を変えることが苦手。自分の方法や規定のルールにこだわる

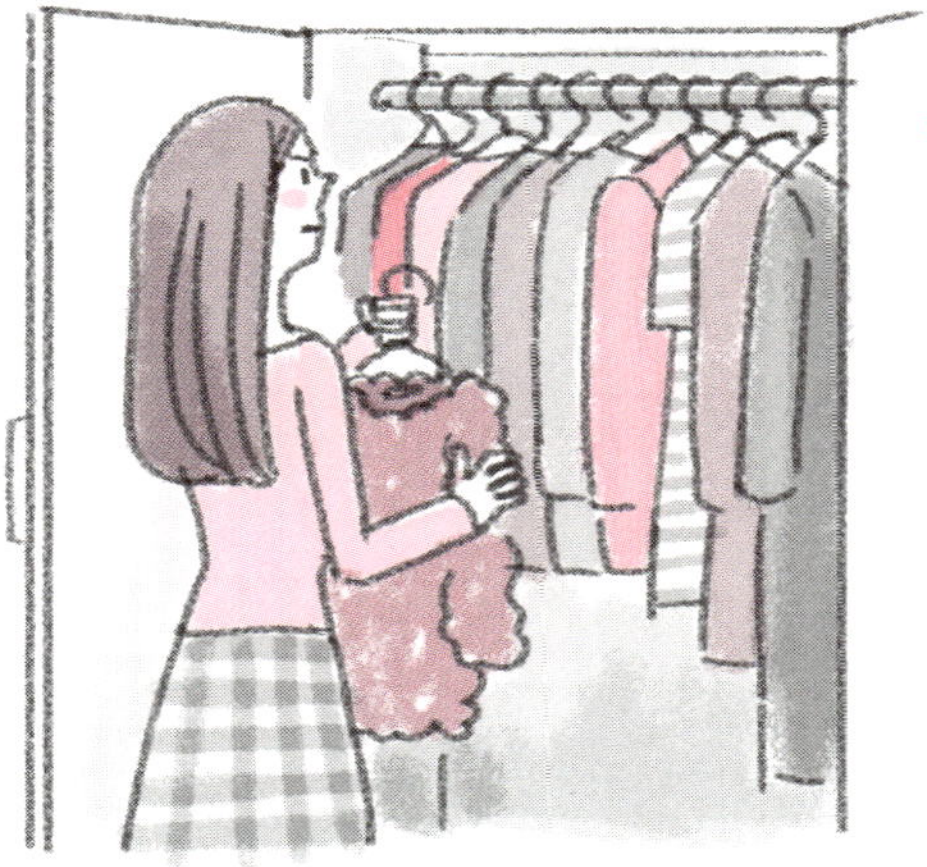

クローゼットの洋服を整然と並べる。１着でも向きが違っていると、許せない

対応 女性の体の変化を知っておく

- 第二次性徴の前に家族と話をして、事前に理解できればベストです。（対応15・対応16へ）
- 成長とともに体のケアが必要になることも、家族から学びましょう。（対応6へ）
- 体型が変わったら、着替えの仕方も変わることを知っておきます。（対応14へ）

成長したくないわけではない

心身の変化がなかなか受け入れられないといっても、アスペルガー症候群の女性が、いつまでも子どもでいたいと思っているわけではありません。

アスペルガー症候群の人には、変化を好まない傾向があります。同一であることに安心する特性があるのです。心身の成長は予期せぬ変化となり、不安や恐怖を強く感じがちです。

にきびができることさえも不安や恐怖となる

男性も女性も、思春期になれば体型が変わったり、性毛が生えたりします。にきびができることや、恋愛感情が強くなるという変化もあります。女性の場合、月経もはじまります。

こうした変化が、アスペルガー症候群の人にとっては、次から次へと襲いかかってくる恐怖のように感じられるのです。

心身の症状

怒られた記憶が何年も残り続ける

過去の出来事を何年間も覚えていて、ある日突然、そのときのことを怒ったり、泣いたりするという特殊な症状がみられます。

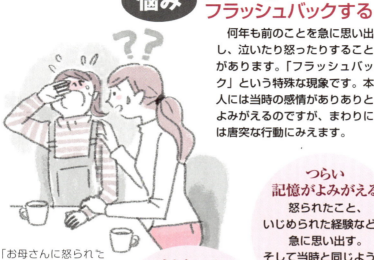

悩み　記憶が急にフラッシュバックする

何年も前のことを急に思い出し、泣いたり怒ったりすることがあります。「フラッシュバック」という特殊な現象です。本人には当時の感情がありありとよみがえるのですが、まわりには唐突な行動にみえます。

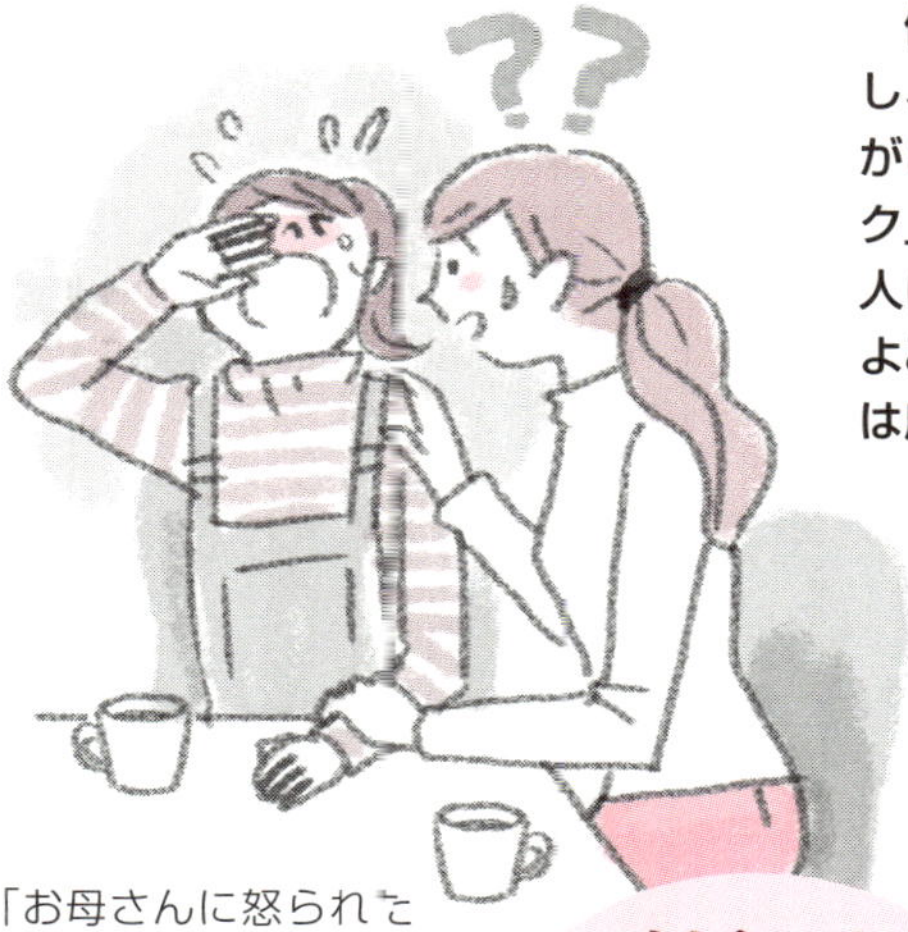

「お母さんに怒られたのがこわかった」と泣き出したが、それは5年も前の出来事だった。母親は「なぜいまさら」と困惑した

つらい記憶がよみがえる

怒られたこと、いじめられた経験などを急に思い出す。そして当時と同じようにこわがったり、憤ったりする

まわりにはわかってもらえない

突然、何年も前のことで感情を爆発させるので、まわりの人にはわかってもらえない。それもまたつらい

過去の感情が生々しくよみがえる

フラッシュバックは、特殊な症状です。とくにきっかけもなく、過去の出来事を突然、はっきりと思い出します。

数日前のことをふと思い出すというような、よくある現象ではありません。何年も前のことを急に生々しく思い出し、当時と同じ感覚になります。本人は、過去のつらさを再体験して苦しみます。

しかし、まわりの人は、そのつらさをなかなか理解できません。何年も前のことで、誰にとってもすでに終わった話を、急に蒸し返されたように感じます。

両者の間のギャップが、本人をますます苦しめます。

原因　記憶の残り方にかたよりがある

アスペルガー症候群の人は、脳機能障害があるためか、記憶の仕方にかたよりがみられます。フラッシュバックは、基本的には過去のつらい記憶がトラウマとなって起こる現象ですが、それには記憶のかたよりが関わっています。

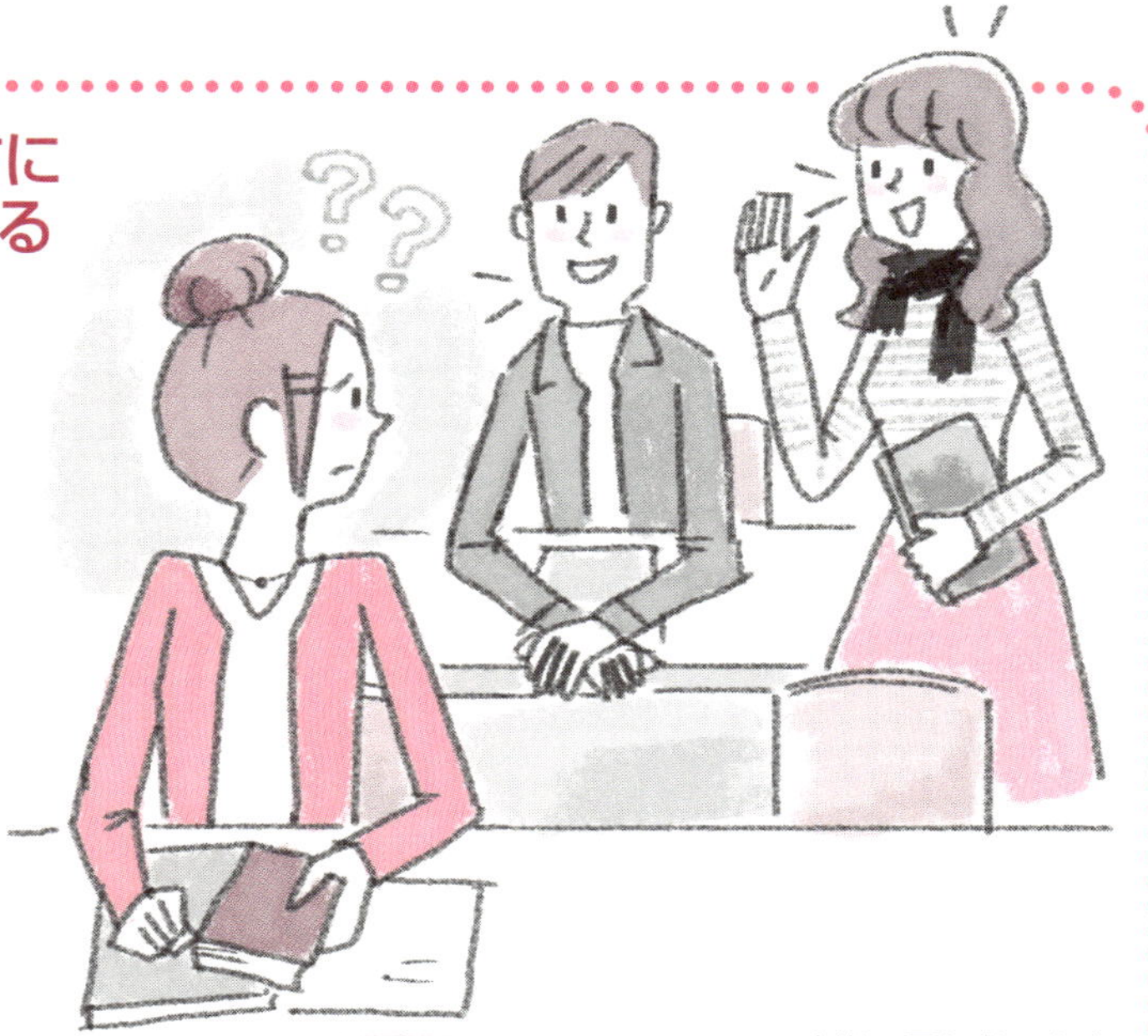

大学で同じサークルに所属し、何度もいっしょに食事をしていても、相手の顔を覚えられない

覚えやすいこと

数字や日時、ものの名称など、決まっていることは覚えやすい。場面を画像として覚えるのも特徴。また、怒られたときなどの情動的な思い出も残りやすい

覚えにくいこと

出来事の全体像やその意味、人の意図など、あいまいで多様に解釈できることは覚えにくい。人の顔を覚えるのも苦手

覚えやすいことと覚えにくいことがはっきりと分かれるのが特徴

対応　つらい失敗体験をできるかぎり防ぐ

- つらい記憶が残らないように、家族とともにトラブル対策にとりくみます。（対応3へ）
- 精神的な余裕をもつために、休憩をとる習慣をつくりましょう。（対応9へ）
- 性被害にあうとトラウマが残りやすくなります。その対策は重要です。（対応11へ）

PTSDのような反応の可能性もある

災害や事故にあったり、虐待されたりしたあとにトラウマに苦しむ「PTSD」という病気があります。この病気でもフラッシュバックが起こります。

アスペルガー症候群の人のフラッシュバックも、基本的にはPTSDの場合と同様に、トラウマから起こされるものです。

心身の症状

感覚面のかたよりに苦しんでいる

視覚・聴覚などの五感や、各種の運動を制御する身体感覚にかたよりがあり、生活上の困難が生じているケースがあります。

悩み 泣き声や温度変化が耐えられない

感覚面の症状は、人によって大きく異なります。子どもの泣き声が嫌だという人もいれば、気温の変化に合わせることが苦手な人もいます。いずれにせよ、ほかの人にとってはなんでもないことが、悩みや苦痛になるという特徴があります。

子どもの泣き声が苦痛

赤ちゃんや子どもの泣き声、大声などを苦痛に感じる。また、物音がひどく気になってしまう人もいる

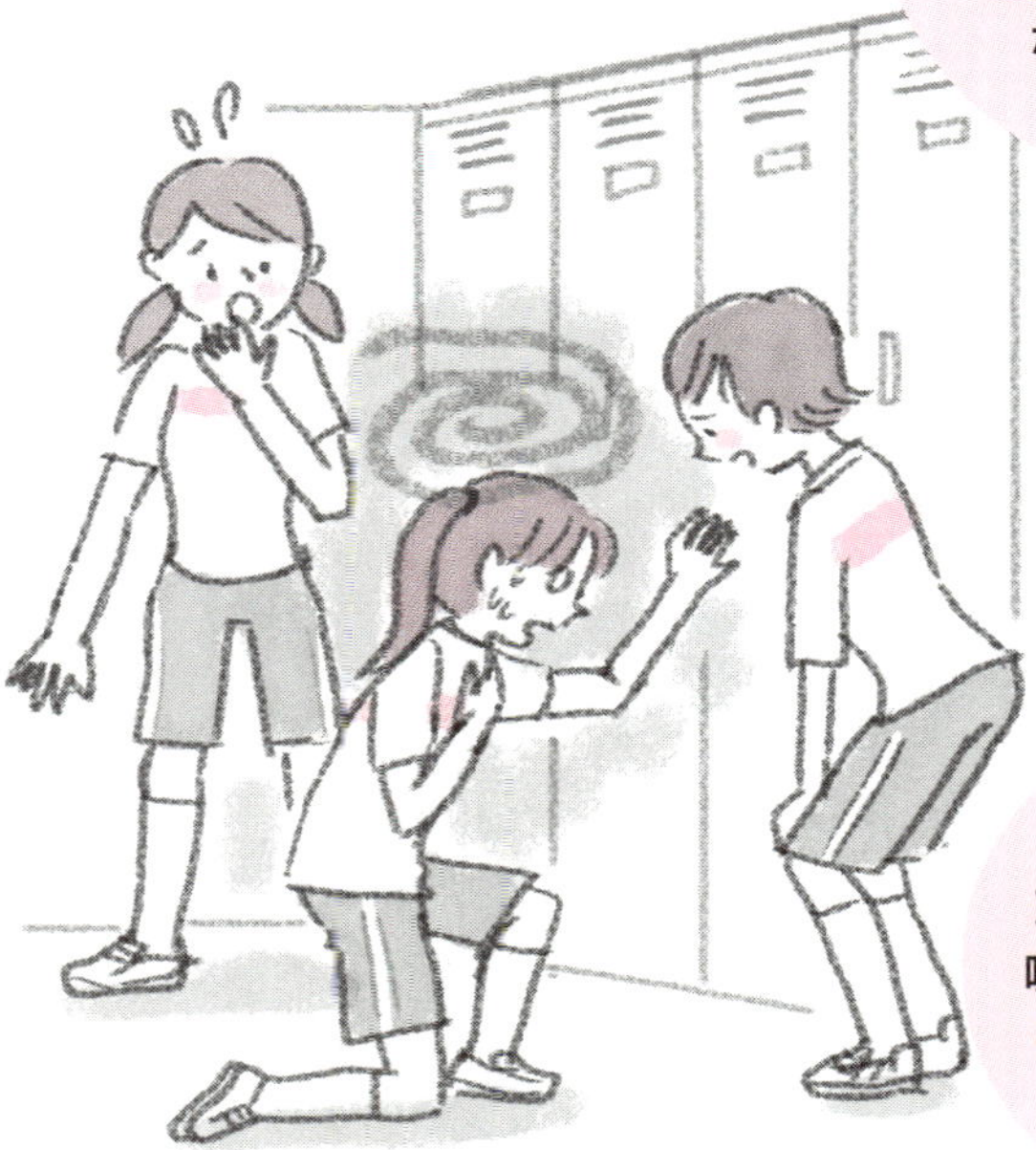

部活動で更衣室を使うときに、ほかの子の声の大きさや、制汗剤のにおいなど、感覚的に耐えられないことが多く、倒れてしまう人もいる

においや光に敏感

聴覚の過敏性と同様に、嗅覚や視覚、味覚、触覚などが過敏な人もいる。また、反対に鈍感な場合もある

暑さや寒さがわからない

温度に合わせて服装や冷暖房を調節することが苦手。体温や気温、室温の差が少ないほど快く感じる人もいる

痛みを感じにくい

ケガをしても痛みをあまり感じない。体を強く打って出血しているのに、平気な顔をしていて、治療が遅れる

原因　感覚の働き方が人と違う

感覚の働き方が、定型発達の人とは異なっています。神経系の異常のひとつだと考えられます。感覚の一部に過敏性や鈍麻があり、生活上の困難につながります。ほかの人と感じ方が違い、理解されにくいというストレスもあります。

運動面の特性

手足を動かすこと、バランスをとることなど、体の動きにも感覚が関わっている。体のコントロールが苦手で、動きが雑だと言われる

感覚面の特性

多くの人が気にしないことを気にしたり、反対に、ほかの人が気にすることに鈍感だったりして、社会生活上の困難となる

対応　自分も理解し、まわりにも理解を求める

- 感覚面の特性があることをまわりに理解してもらうのが、なによりの対応です。（対応10へ）
- 特性に合わせた習慣やルールをつくるのもよい対応です。（対応14・対応6へ）
- ただし、服装などが一般常識から逸脱しないよう、家族や友達に意見を求めましょう。（対応5へ）

感じ方が人と違うが、その自覚がない

社会の環境は、大多数の人の感覚に合わせてつくられています。物音の鳴り方も、香りの強さも、大多数の人の感じ方が基準です。

そのなかで感覚のかたよりがある人が生きていくのは、大変なことです。目や耳などから受けとる情報を、ほかの人と同じようには処理できず、「感覚処理障害」の状態になります。多くの人が気にしない光や音、においなどに苦しみ、そのストレスから心身症が起こったりするのです。

しかも、本人にとってはそれが生まれながらの感覚なので、まわりとの違いをなかなか自覚できません。「自分は弱い人間だ」などと、自分を責めてしまう人もいます。

心地よい感覚もよくわからない

音やにおいに苦しむという症状のほかに、多くの人が快適に感じる感覚をなかなか理解できないという症状も起こります。

たとえば、触覚が過敏で、家族や恋人、友達とのスキンシップに苦痛を感じてしまう人がいます。そのせいで親しい人と気持ちが通い合わず、苦しみます。

なかには、自分ではふれあいに喜びを感じなくても、できる範囲で家族のために定期的にスキンシップをするという習慣をつくる人もいます。

心身の症状

こだわりの強さから摂食障害に

考え方へのこだわりや感覚面のかたよりなどから、食事の習慣が乱れ、摂食障害という別の病気を発症してしまう人がいます。

悩み 食べ物の量や種類がかたよる

食べ方へのこだわりが強すぎて、食事の量が減ってしまい、摂食障害の状態になるケースがあります。体重をコントロールする意識が強すぎたりしますが、本人には、異常な食べ方をしているという自覚はありません。

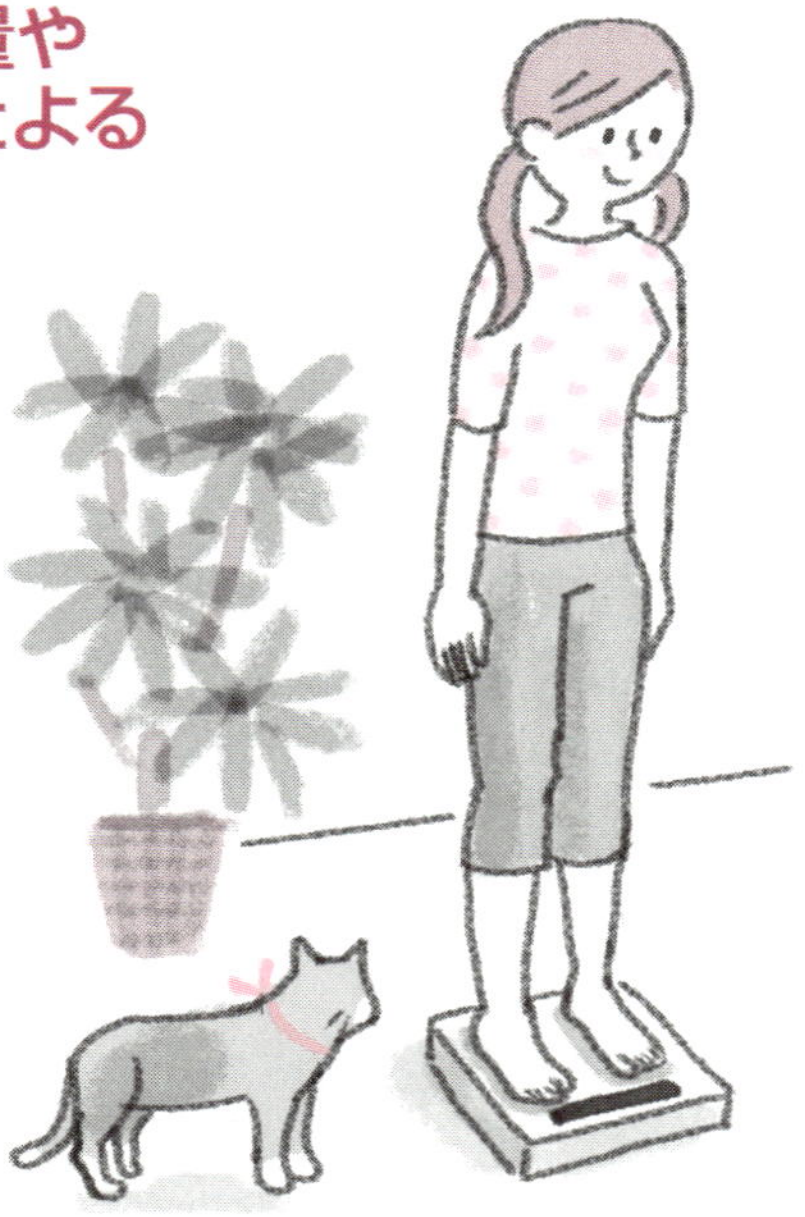

数値へのこだわりから、体重、体脂肪などを毎日真剣にチェック。それに基づいて食事を決める

体重を管理したい

一定の体重を維持したいと思っている。そのために食事の量や運動量を決め、体重計を日に何度も使用する

偏食が激しい

食べられるものの種類が少ない。特定のものばかり食べているため、栄養のバランスがかたよる

食べ方にくせができる

食べ物の量や種類へのこだわりが強すぎて、食べ方にくせができてしまう。そのせいで体調をくずす

摂食障害になる

食事の量を制限しすぎて、拒食症に。健康を維持することさえ困難になり、入院治療が必要になったりする

体調不良になる

栄養の不足やバランスの乱れから、体調不良に。気力や体力の低下、胃腸の不調、貧血などが起こる

バランスよく食べることができない

摂食障害は、ほとんど食べられない拒食症と、過度に食べて嘔吐《おうと》をしたりする過食症という二つの症状からなる病気です。

どちらも、食事の習慣がくずれてしまって、食べ物の量や種類をバランスよくとることができなくなっています。そのままではいずれ体に深刻な異常が起こります。医療機関で治療を受け、健康な生活習慣をとり戻す必要があります。

一般的には、やせることへの願望が強くなったときなどに起こる病気です。アスペルガー症候群の人の場合は、やせることや体重へのこだわりのほかに、感覚面のかたよりなども関わります。

原因　感覚や認知、社会性が関わる

食事のかたよりには、さまざまな特性が関わります。感覚面のかたよりや社会性の乏しさに、認知（考え方）のゆがみが重なって、総合的に食事の問題を引き起こしている場合があります。

認知（考え方）のかたより。「やせたらかわいい」など、人から言われたことを強く信じてしまう

社会性の乏しさ。ほかの人の目を気にせずに行動する傾向があり、食事をどこまでも制限していく

感覚面のかたより。苦手な感覚があり、食べられないものが多い。そのため、食事を積極的にしない

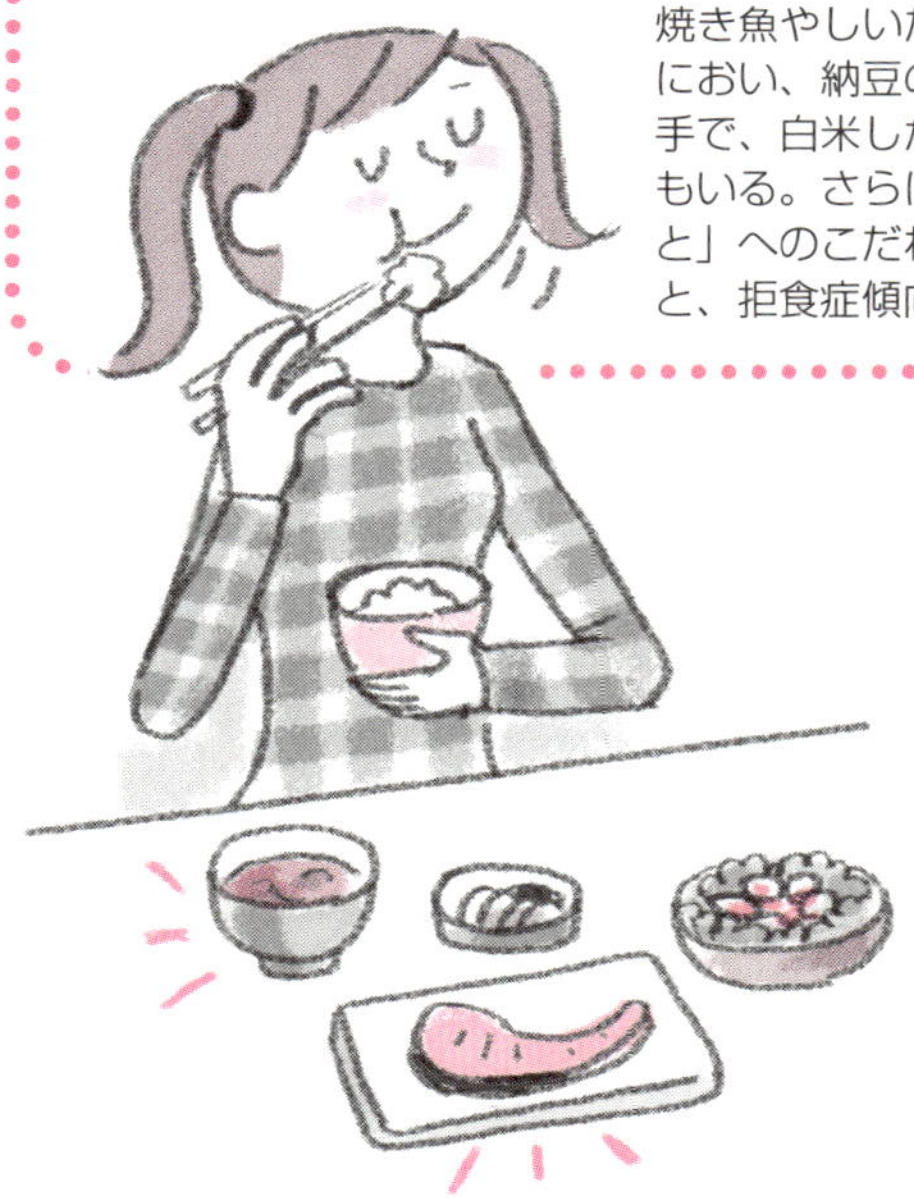

焼き魚やしいたけ、なすのにおい、納豆のねばりが苦手で、白米しか食べない子もいる。さらに「やせること」へのこだわりが重なると、拒食症傾向に

対応　治療を受け、考え方を見直す

- 摂食障害は治療の必要な病気です。医療機関にかかってください。（対応8へ）
- 家族や友達と話すことで、体重へのこだわりがやわらぐ場合があります。（対応5・対応16へ）
- 感覚面のかたよりを本人が理解することで、改善するケースもあります。（対応10へ）

COLUMN

女性の発達障害と重なりやすい病気

男女問わず、二次障害が起こりやすい

アスペルガー症候群の人は、さまざまな特性から生活上の困難が生じやすいため、基本的に、ストレスの多い生活を送りがちです。

適切な理解や支援を受けられずにいると、ストレスが積み重なっていき、二次的な障害が起こることがあります。

二次障害として男女を問わず多いのは、まず睡眠障害です。もともと時間の感覚をもちにくいうえに、ストレスによる不眠もあり、生活リズムがくずれがちです。

ほかに、うつ病や統合失調症、強迫性障害などの心の病気も、男女ともによくみられます。ストレスの影響が強く出ています。

女性は胃腸の不調や貧血などが多い

女性に多い病気として第一にあげられるのは、心身症です。胃腸の不調や貧血、疲労感などが起こり、何度も内科を受診します。

しかし対症療法的に薬を飲むだけでは状態がよくならず、アスペルガー症候群に気づくまで、悩み続けてしまいます。難治性の心身症にかかっているという自覚がある場合は、アスペルガー症候群かもしれません。要注意です。

ほかに摂食障害（三八ページ参照）や境界性パーソナリティ障害、性同一性障害などの心の病気もみられます。社会性が育ちにくいという特性が、人間関係などの悩みにつながり、各種の心の病気に関わっているようです。

女性に多い病気	男女共通の病気
心身症	睡眠障害
摂食障害	うつ病
境界性パーソナリティ障害	統合失調症
性同一性障害	強迫性障害

3

どこで診断・治療を受けられるか

女性のアスペルガー症候群は、
中学生くらいまでであれば児童精神科、
高校生や大学生、社会人は大人の精神科で、
診察を受けることができます。
発達障害にくわしい医師を探してください。

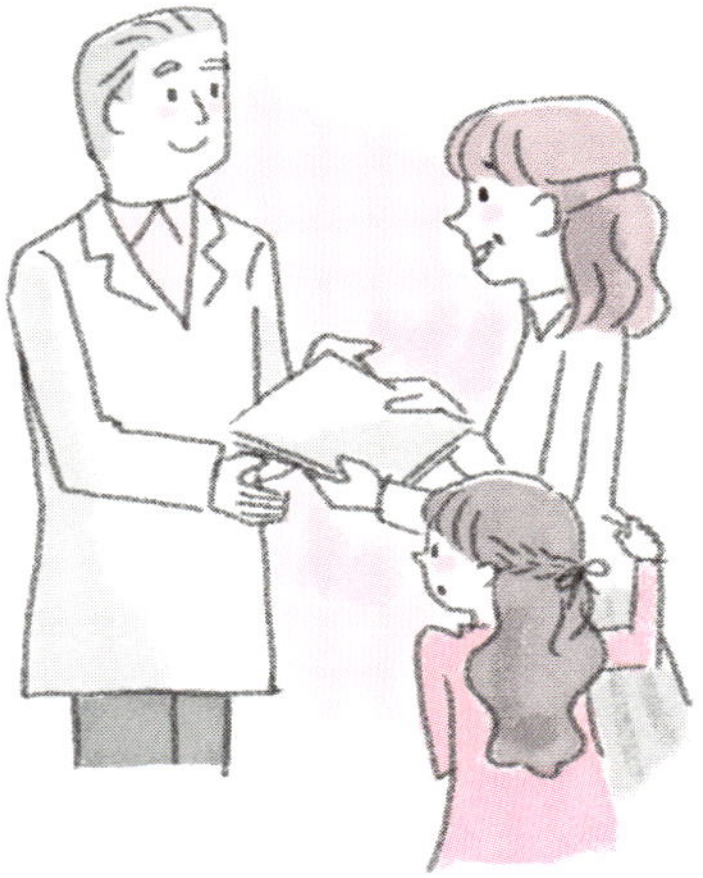

ストーリー❸

専門医にアスペルガー症候群と診断された

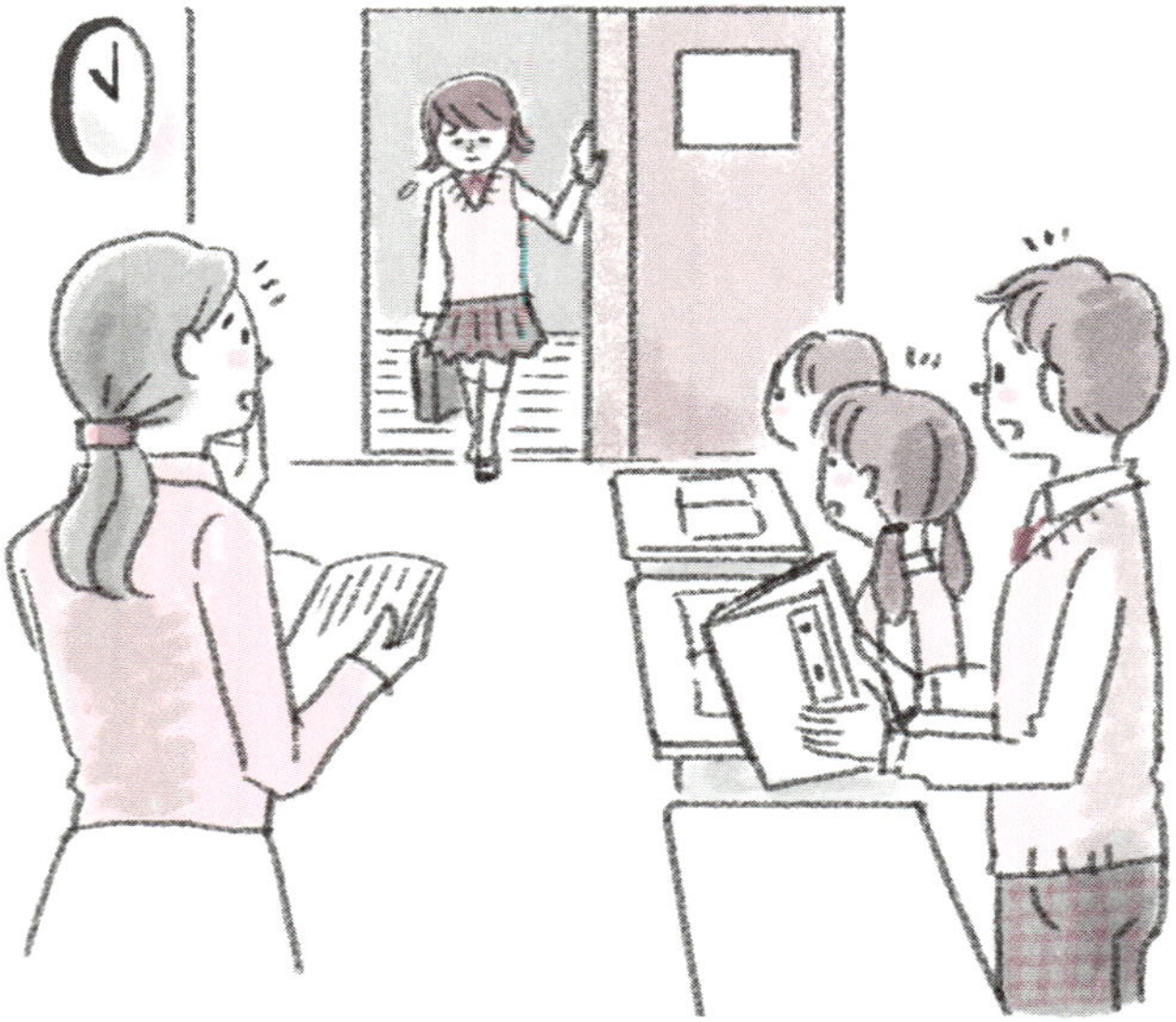

① Aさんは、薬を使って体調を整えながら、高校に通っていました。しかしなかなか元気にはならず、苦しんでいました。朝起きられず、遅刻してしまうことがたびたびありました。

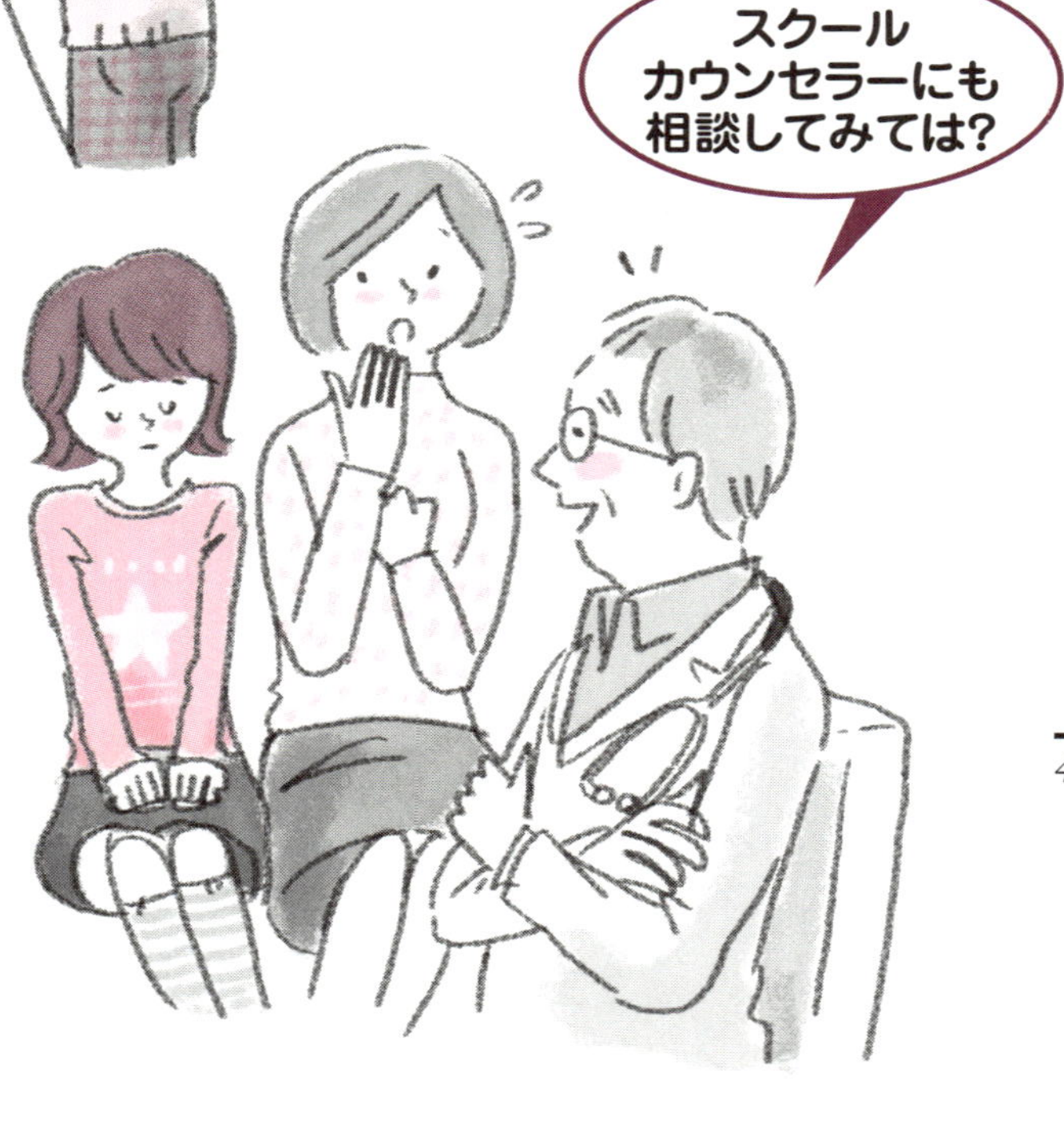

② 月に数回はかかりつけの内科に行くようになりましたが、とくに持病がみつかるわけでもなく、両親にも医師にも心配されていました。医師から、学校生活のストレスが強いのではないかと言われました。

③ Ａさんはかかりつけ医のアドバイスを聞き、通学先のスクールカウンセラーに相談してみました。学校生活での悩みを伝えると、カウンセラーからアスペルガー症候群の可能性を指摘されました。

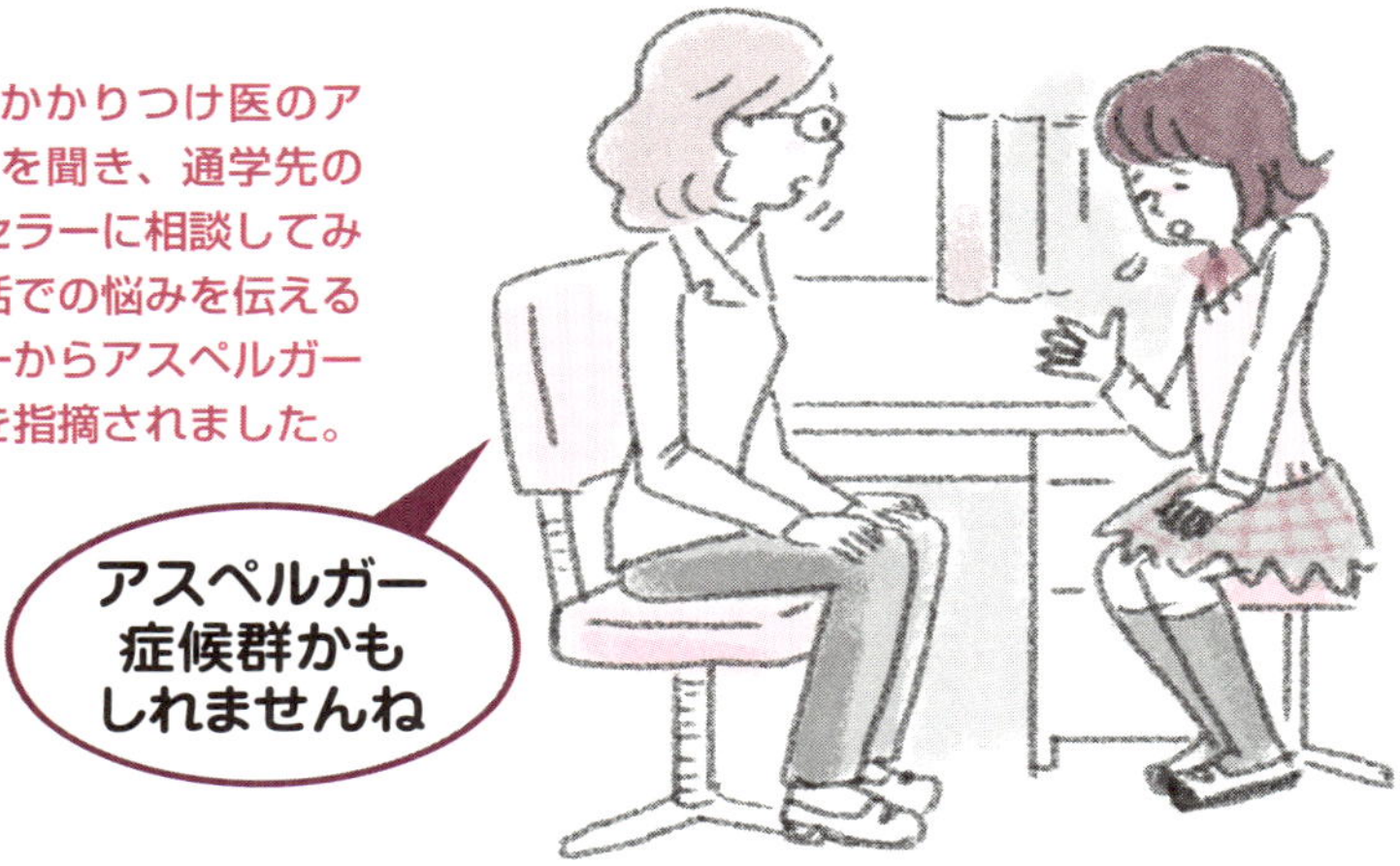
アスペルガー症候群かもしれませんね

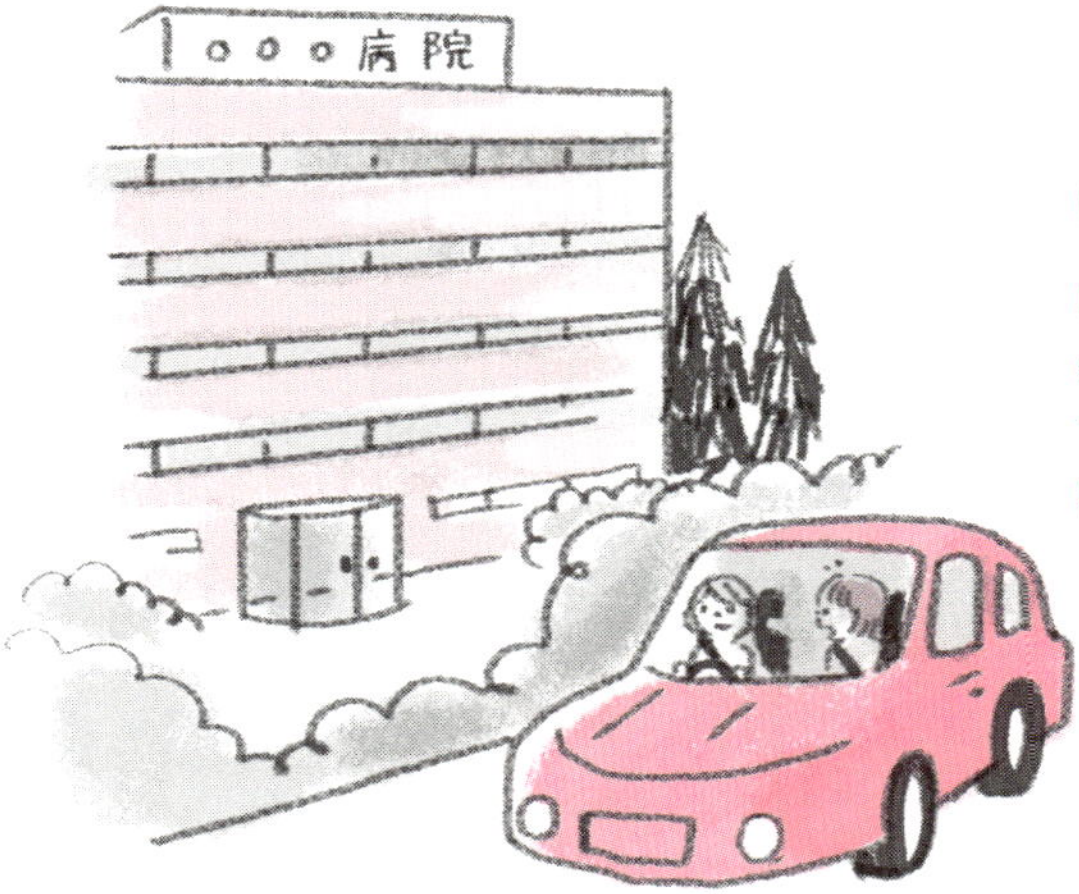
○○○病院

④ Ａさんの相談したカウンセラーは、発達障害にくわしい人でした。カウンセラーが専門医のいる病院を知っていたため、教えてもらいました。母親にそれを伝え、いっしょに病院へ行きました。

⑤ 専門医にかかり、問診といくつかの検査を受けると、アスペルガー症候群の診断が出ました。専門医の説明を聞き、Ａさんは自分が苦しんできたわけがやっとわかったような気がしました。

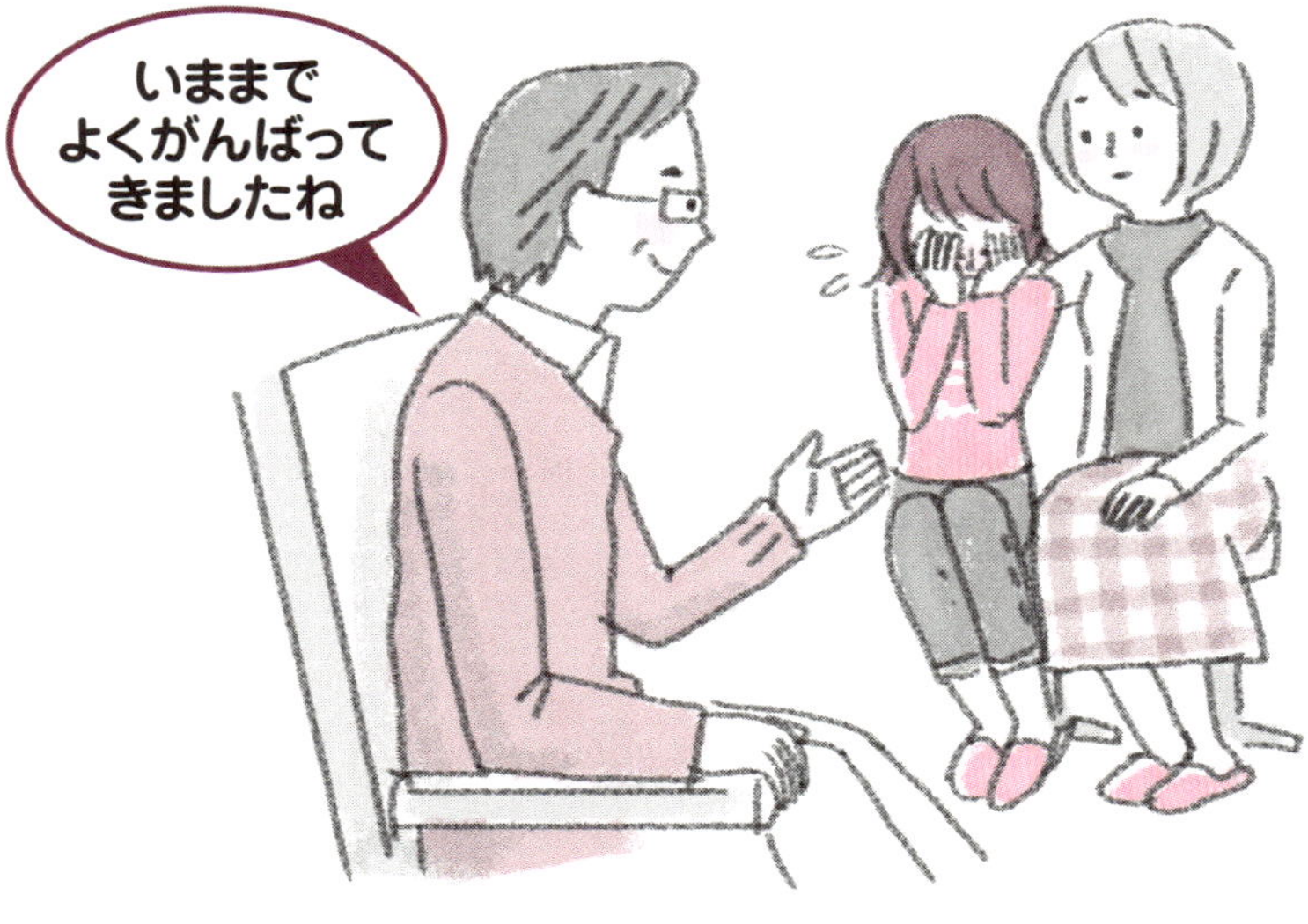
いままでよくがんばってきましたね

Ａさんはアスペルガー症候群のことを学び、暮らし方を変えました。自分の特性を理解するにつれて、ストレスが減り、体調をくずすことも少なくなっていきました。

診断

女性はなかなか診断が得られない

女性の場合、医療機関にかかっていても、アスペルガー症候群を見過ごされることがよくあります。

そもそも発達障害とは

発達障害は、先天的な脳機能障害です。脳機能になんらかのかたよりがあり、それが心理的・行動的な特性となって現れます。特性によって、生活上の困難が生じることがあります。

発達障害

先天的な脳機能障害。ASD やADHD などの種類がある。生まれながらに存在するもので、しつけや生活習慣によって発症するものではない。幼少期に年齢相応の発達がみられないことから、発達障害と呼ばれる

ADHD

注意欠如・多動症。不注意、多動性、衝動性が特性としてみられる。「落ち着きがない」と言われるタイプ

ASD

自閉スペクトラム症。こだわりの強さや社会性の乏しさなどが特性としてみられる。「空気が読めない」と言われるタイプ。いくつかの種類がある

アスペルガー症候群

ASD の一種。言語能力が高いために、社会性の乏しさに気づかれにくい。とくに女性は見過ごされやすい

SLD(LD)

限局性学習症。一般には LD（学習障害）ともいう。読み書きや計算などの学習能力が育ちにくい。「勉強が苦手」と言われるタイプ

その他

発達障害には CD（コミュニケーション症群）や MD（運動症群）など、ほかにもいくつかの種類がある

※本書では発達障害の表記について、アメリカ精神医学会の DSM-5 および日本精神神経学会の DSM-5 病名・用語翻訳ガイドラインを参考にしています。

女性は診断が出にくい

アスペルガー症候群を含むASDは、女性よりも男性に多いといわれています。医療の現場でも、一般にも、女性のASDがあまり知られておらず、そのため女性はなかなか診断が得られないことがあります。

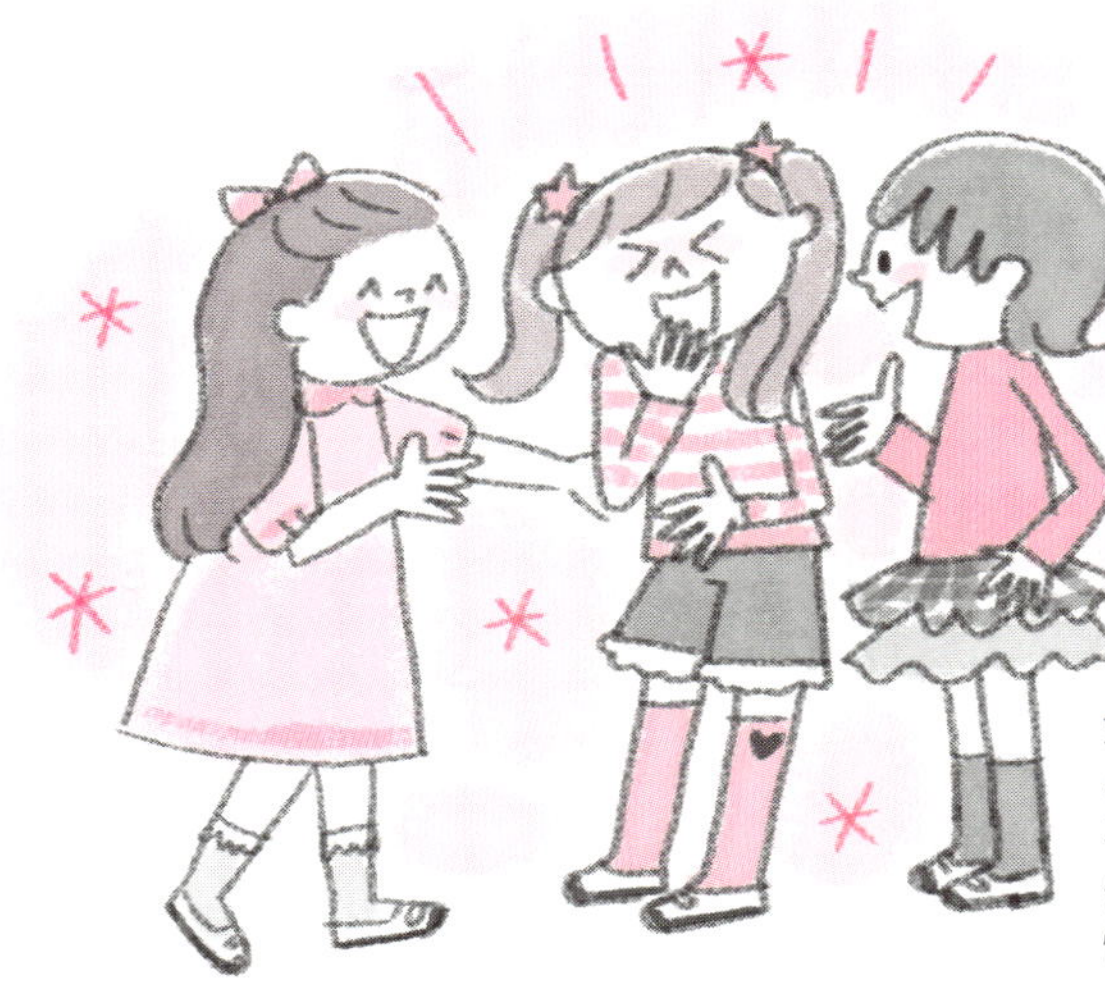

女性は小さな頃からよくおしゃべりをするせいか、コミュニケーション能力が男性よりも育ちやすいといわれる

女性のASDはよく知られていない？

女性のADHDは症例数が多いが、女性のASDはまだ多くない。そのため、家族にも医師にも気づかれにくい

女性はコミュニケーション能力が高い？

同じアスペルガー症候群でも、女性は男性よりもコミュニケーション能力が高いともいわれる。それが発見の遅れにつながる

診断基準が女性向きではない？

ASDの症例には男性のほうが多いため、診断基準もそれにそってつくられている。女性には合わない可能性がある（56ページ参照）

女性はアスペルガーの典型例になりにくい

アスペルガー症候群の主な特性は、こだわりと社会性の乏しさ。学校や職場などで集団行動をしているときに、ほかの人と同じように活動できず、目立ちます。

しかし女性の場合、アスペルガー症候群があっても、集団のなかでそれなりに活動できる場合があります。男性よりも社会性が育ちやすいようなのです。

なぜ典型例にならないのか、その理由はわかっていない

女性はもともと能力が高いのか、あるいは、女性が生活のなかで社会性やコミュニケーション能力を鍛えられているのか。典型例になりにくい理由は、わかっていません。

いずれにせよ、女性はアスペルガー症候群があっても周囲に気づかれにくく、ひとりで悩みを抱えこむ傾向があります。孤立を防がなければいけません。

診断

心療内科などで専門医にかかる

自分自身や家族に発達障害の可能性を感じたら、児童精神科や心療内科などで専門医にかかりましょう。

専門医はどこにいるか

発達障害の専門医は、児童精神科や精神科、心療内科など、心の病気をみるところにいます。中学生くらいまでは子どもをみる病院へ、高校生くらいからは大人をみる病院へ行きましょう。

子どもの場合

発達障害の診療経験がある児童精神科がベスト。それが近くになければ総合病院の小児科へ。他科と連携して対応してくれる。ひとまず、かかりつけ医に発達の相談をするのもよい。

- ○ 児童精神科
- ○ 総合病院の小児科
- △ かかりつけの小児科（内科）

大人の場合

発達障害の診療経験がある精神科か心療内科へ。心療内科には体調不良にもくわしい医師が多いため、より安心。内科や婦人科では、体調不良はみてもらえても、発達障害は見過ごされがち。

- ◎ 心療内科
- ○ 精神科
- × かかりつけの内科
- × 婦人科

発達障害も体調不良もみてくれるところへ

アスペルガー症候群の女性が、自分に合った医療機関を探すときのポイントは二つ。発達障害にくわしいことと、体調不良を治療してくれることです。その二つを兼ね備えたところを探しましょう。

同じアスペルガー症候群でも、女性は男性よりも体調不良になりやすいという特徴があります。その点にも対応してくれる医療機関であれば、より安心できます。

心身どちらの不調にもくわしい心療内科や児童精神科、多くの医師が在籍している総合病院が、第一選択となるでしょう。発達障害への対応の有無を問い合わせたうえで、受診してみてください。

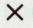

専門医のかかり方

かかりつけ医や自治体などに相談して、近隣の専門医を教えてもらいましょう。専門医がみつかったら連絡をとり、受診します。必要な書類や費用などは場合によって異なるため、受診先に確認してください。

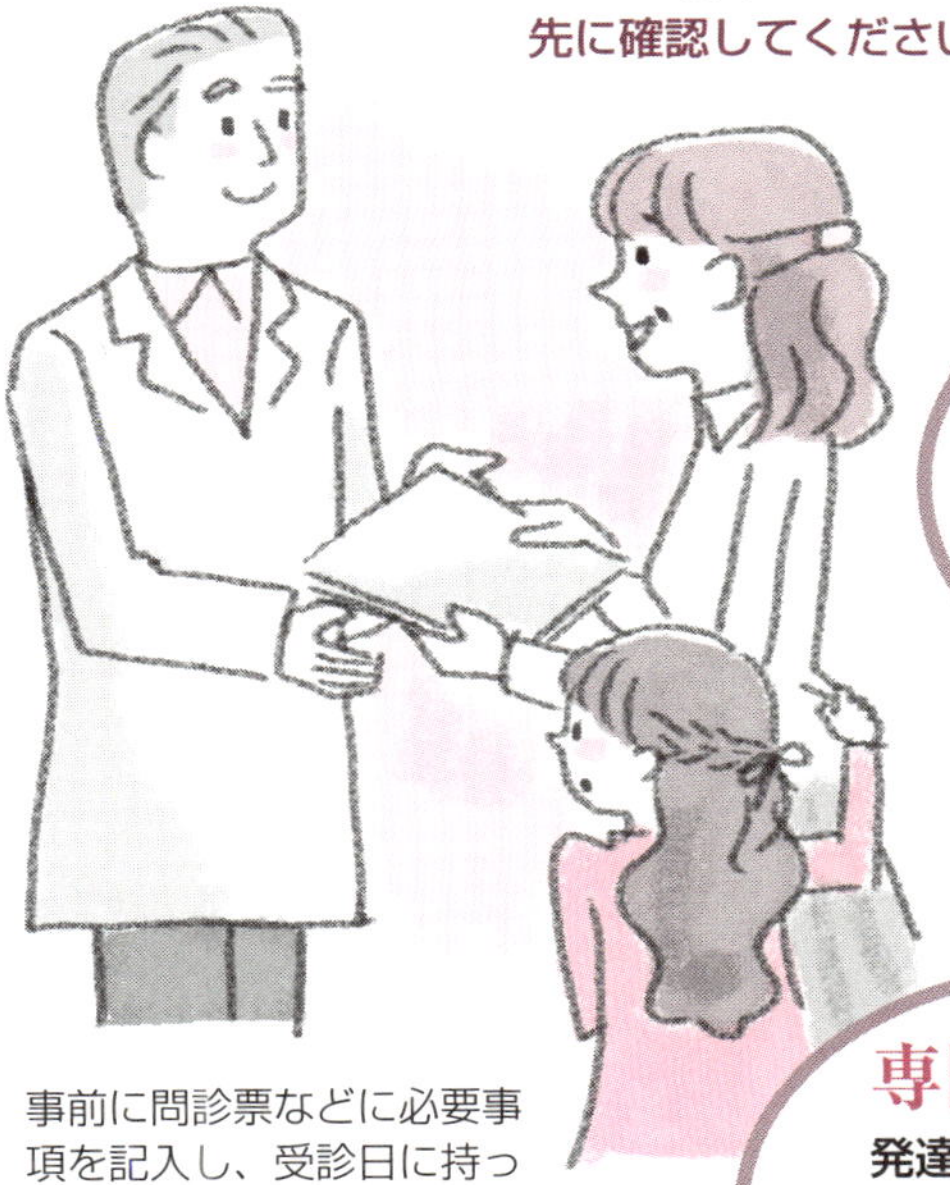

事前に問診票などに必要事項を記入し、受診日に持って行くという場合もある

専門医を探す

かかりつけ医に発達障害のことを相談。専門医を紹介してもらう。自治体に問い合わせたり、自らインターネットで調べたりすることもできる

自分で連絡する

医師の紹介でない場合は、自分で受診先に連絡する。予約制のところが多いので、いきなり受診するのではなく、事前に連絡をしたほうがよい

紹介してもらう

医師の紹介の場合は、紹介状を持って受診先へ。受診日が決まっていない場合は、自分で連絡をとって日程を決める

専門医を受診

発達障害の専門医に、これまでの経緯を説明する。問診といくつかの検査を受ける

診断を聞く

専門医から診断を聞く。発達障害の診断は出ず、その傾向と診断される場合もある。いずれにせよ、自分の特性や対処法を聞いておく

専門医がおこなう検査

アスペルガー症候群を調べるときには、心理検査や知能検査などをおこなう。医療機関によって実施する検査は異なる。

- 乳幼児向けのM-CHATや質問紙形式のAQ、PARSなどの心理検査
- WISC（年齢によってはWAIS）などの知能検査

診断

内科や婦人科では心身症と言われやすい

発達障害にくわしくない医療機関を受診していると、適切な診断が得られず、治療がなかなか功を奏しません。

内科医や婦人科医の専門ではない

アスペルガー症候群の女性は、最初は内科や婦人科などにかかり、ストレスや体調不良をうったえることが多いようです。

生活面で困難を感じていても、まさかそれがアスペルガー症候群によるものとは、思いもよらないのでしょう。そのため、日頃みてもらっている内科や、女性の体調不良にくわしい婦人科にかかっているものと考えられます。

しかし、発達障害は内科医や婦人科医が専門としている病気ではありません。内科などでは別の病気だと診断され、その治療を受けることになりがちです。それではなかなかよくなりません。

体調不良に着目されがち

内科や婦人科など、体の病気を主にみている診療科では、発達障害の特性よりも体調不良に着目され、その治療がおこなわれがちです。

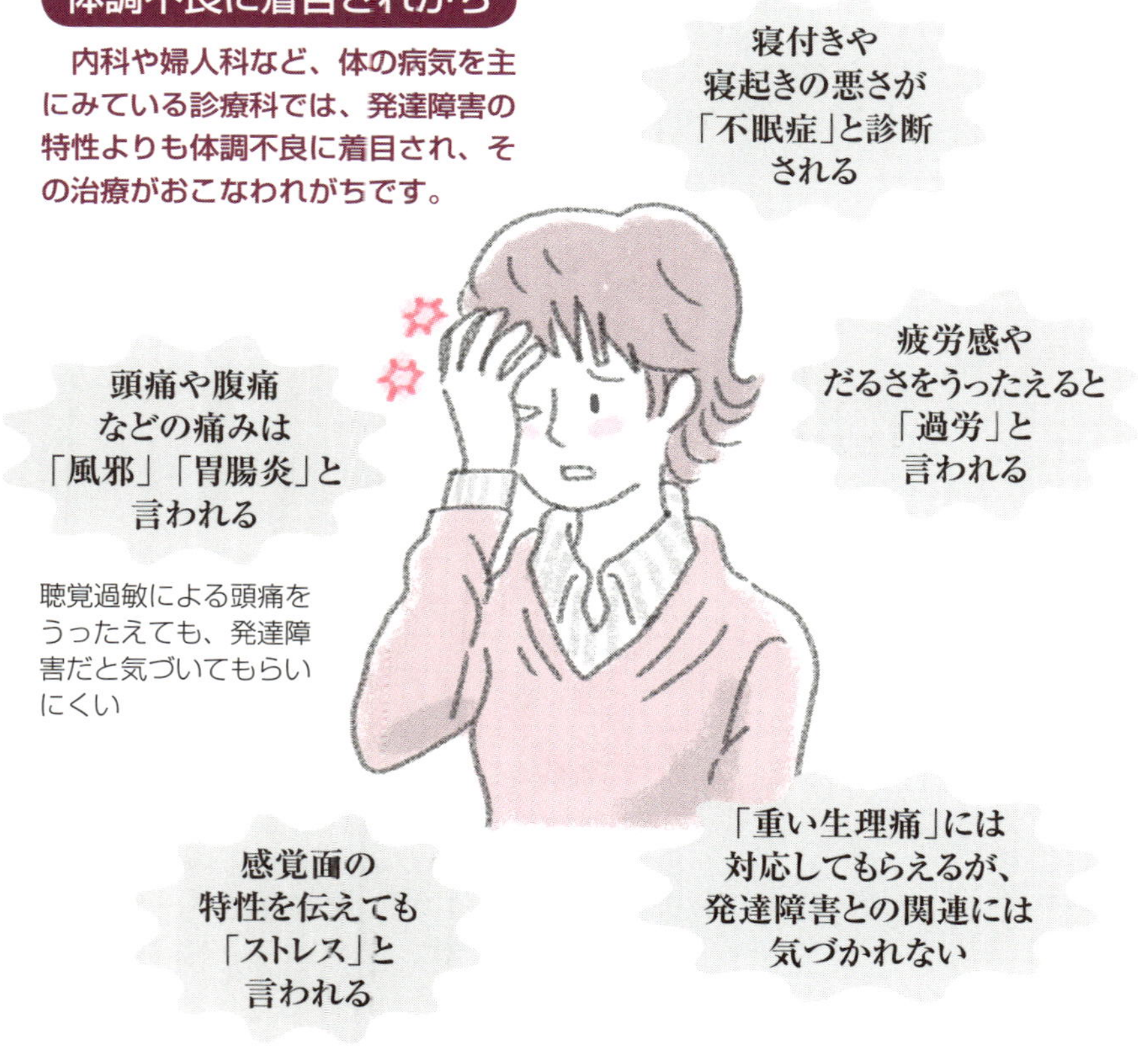
寝付きや寝起きの悪さが「不眠症」と診断される
疲労感やだるさをうったえると「過労」と言われる
頭痛や腹痛などの痛みは「風邪」「胃腸炎」と言われる
「重い生理痛」には対応してもらえるが、発達障害との関連には気づかれない
感覚面の特性を伝えても「ストレス」と言われる

聴覚過敏による頭痛をうったえても、発達障害だと気づいてもらいにくい

他の病気だと診断される

内科や婦人科のほかに、精神科でも、発達障害を専門的にみている医療機関でないと、別の病気だと診断される場合があります。しかし、その診断で治療を受けていても、状況はなかなか改善しません。

心身症

体調不良や生活面のさまざまな困難は、ストレスからきているものだと診断される。抗うつ薬や抗不安薬、睡眠薬などを処方される。

統合失調症

コミュニケーション面のすれ違いなどが統合失調症の症状だと判断され、その治療を受けている人もいる。しかし薬物療法などが合わず、状況がなかなか改善しない。

境界性パーソナリティ障害

統合失調症と同様に、コミュニケーションなど生活面の問題から、境界性パーソナリティ障害と診断されている人もいる。入院治療がおこなわれている場合もある。

その他

こだわりの強さから「強迫性障害」、悩んでいる様子から「うつ病」などと診断されるケースもある。

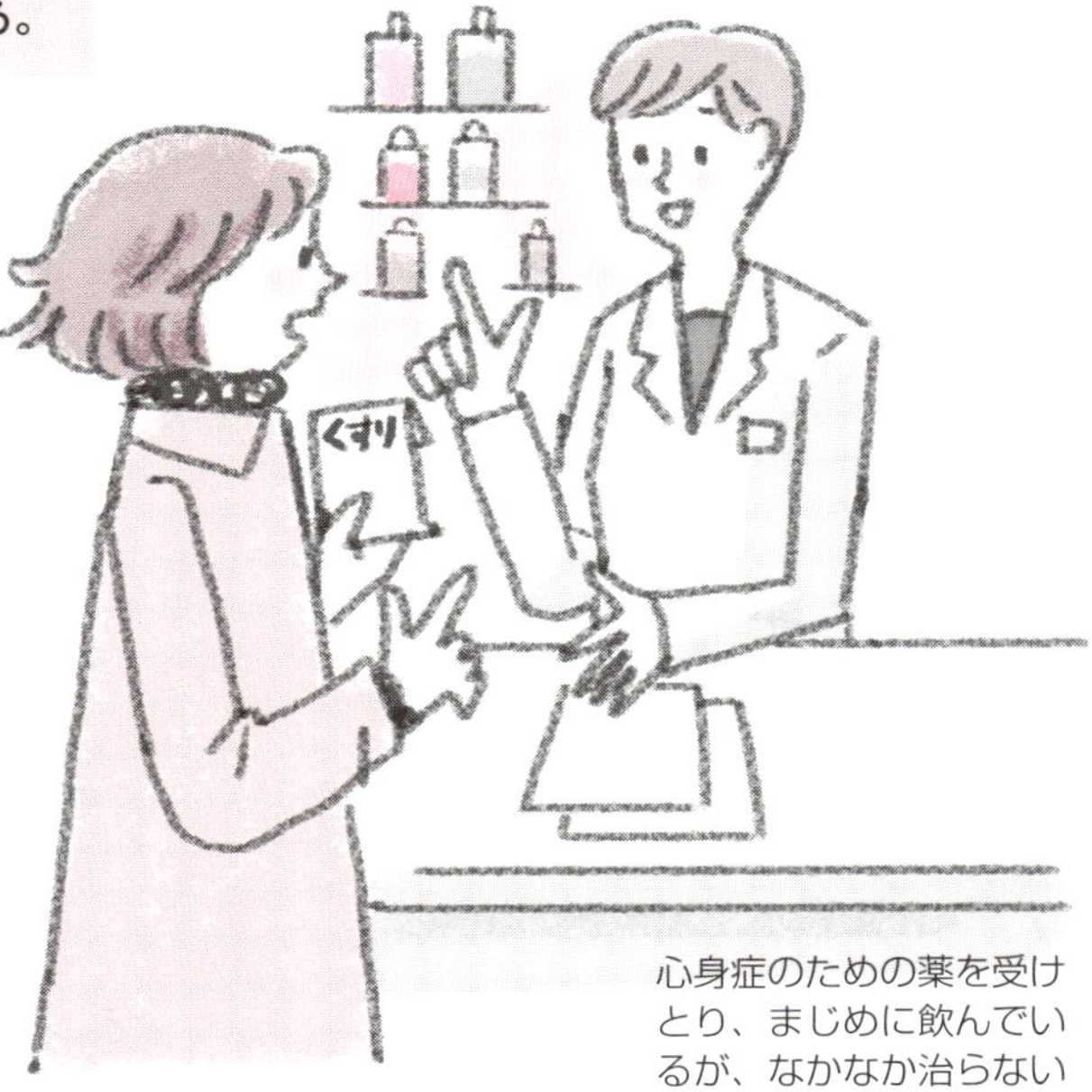

心身症のための薬を受けとり、まじめに飲んでいるが、なかなか治らない

「難治性の心身症」と言われている人は要注意

心身症と診断され、治療を受けてもなかなか改善しないと、「難治性の心身症」だと言われることがあります。そのような診断を受けている人のなかに、じつはアスペルガー症候群の人がいます。

アスペルガー症候群であれば、心身症の治療だけでは、体調不良が根本的に改善することは、なかなかありません。特性への配慮も必要となります。

そのため、治療をしても睡眠障害や頭痛などが残り、やがて難治性の心身症と診断されるのです。

治療の中心は暮らし方や環境の調整

発達障害は先天的なもので、とりのぞくことはできません。しかし生活上の困難の軽減はできます。そのための中心的な方法が、環境調整です。

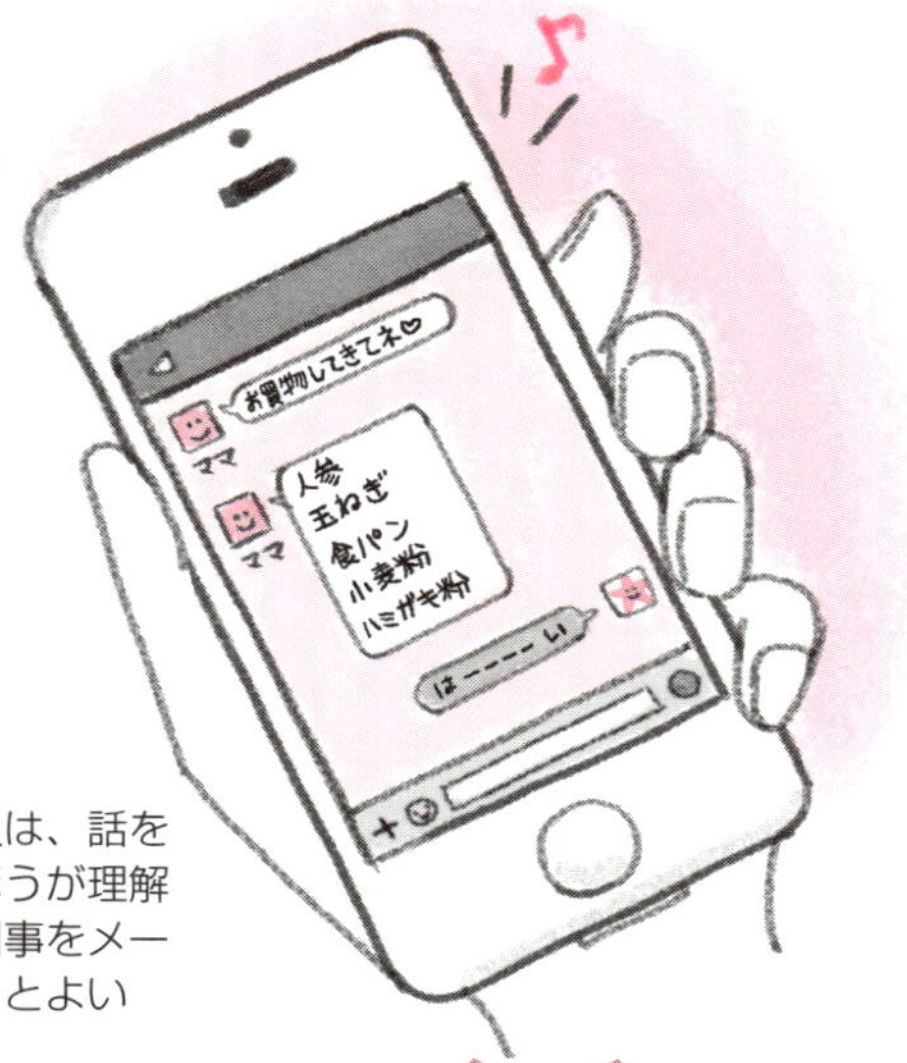
お買物してきてネ♡
ママ
人参
玉ねぎ
食パン
小麦粉
ハミガキ粉
ママ
は－－－－い

アスペルガー症候群の人は、話を聞くよりも文字を読むほうが理解しやすいことが多い。用事をメールやアプリなどで伝えるとよい

基本は「環境調整」

発達障害があっても、よく理解し、特性に合った生活を送れば、困難は減ります。困難を減らすための「環境調整」をおこないましょう。生活環境だけでなく、家族とのやりとりなども環境のひとつと考え、調整します。

環境調整

まわりの人の理解
家族や友達、学校の先生など、まわりの人がアスペルガー症候群の人の特性を理解し、配慮する

わかりやすい伝え方
まわりの人が、アスペルガー症候群の人が理解しやすい方法で用事を伝える。文字や絵、写真など視覚的な情報を活用するとわかりやすい

生活しやすい環境
アスペルガー症候群の本人とまわりの人が、特性に合わせて生活環境を調整する。１日の予定や備品の置き場所などをわかりやすく示す

本人の自己理解
まわりの人から支援してもらうだけでなく、本人も自分の特性を理解し、生活習慣を変える

特別な方法もある

環境調整のほかに、発達障害への対応法として各種の療育やトレーニングがあります。目的に合わせて、とり入れるとよいでしょう。

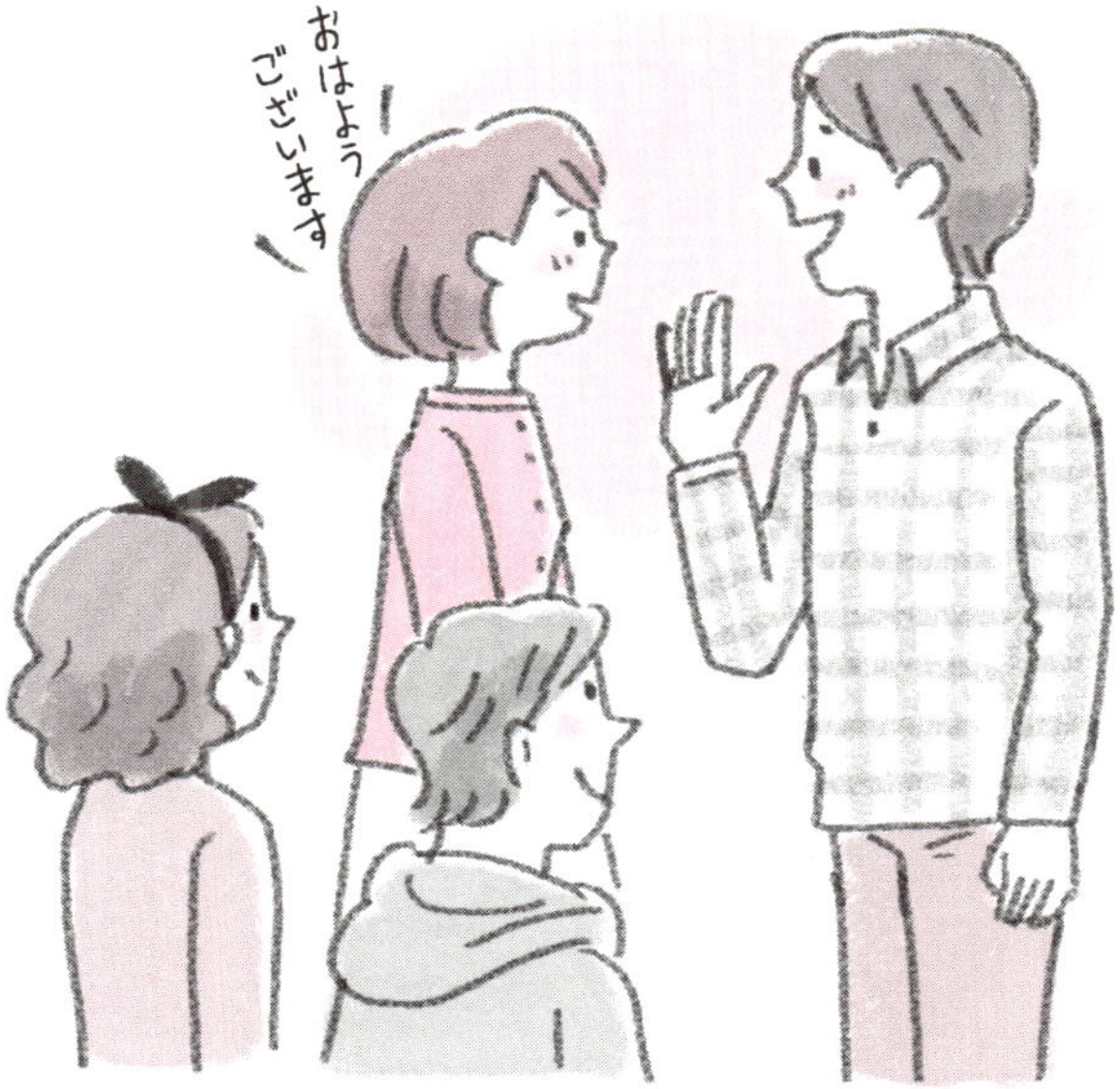

SSTでは、あいさつの仕方などを実演して練習する。マナーを身につけることができる

TEACCHなどの療育法

発達障害の困難を軽減するための治療法を「療育（治療教育）」ともいう。自閉症支援のTEACCH、行動面の調整をはかるABAなどがある。専門的で効果的な対応だが、そのため専門家のもとでしか受けられない

- TEACCH
- ABA（応用行動分析）
- 感覚統合療法
  （感覚面の特性に対処する方法）

SSTなどのトレーニング

発達障害の人が社会生活をうまく送っていくためのトレーニング法がある。生活技能を学ぶSSTなどがあり、医療機関や支援機関などで受けることができる

- SST（社会技能訓練）
- ペアレント・トレーニング
  （本人ではなく、親が発達障害の子との生活のコツを学ぶ）

CBTなどの心理療法

精神科や心療内科では、心理面の治療として心理療法を受けられる。CBT（認知行動療法）などの種類がある。CBTでは思考を見直すことができ、アスペルガー症候群の人が思いこみをやわらげることに有効とされる

- CBT
- 家族療法
  （家族との関係を見直すための治療法）

環境調整と、ほかの方法を組み合わせる

アスペルガー症候群へのいちばんの対応法は環境調整です。生活空間にあるもの、まわりの人との話し方などを、特性に合わせて調整します。本人だけでは難しいので、まわりの人の協力も得て、おこなっていきます。

それでも状態が改善しない場合には、各種の療育法やトレーニングをとり入れます。

治療

ひどい体調不良や二次障害には薬を使う

発達障害特性への基本的な対応は環境調整ですが、そのほかに、体調不良などには薬を使うこともあります。

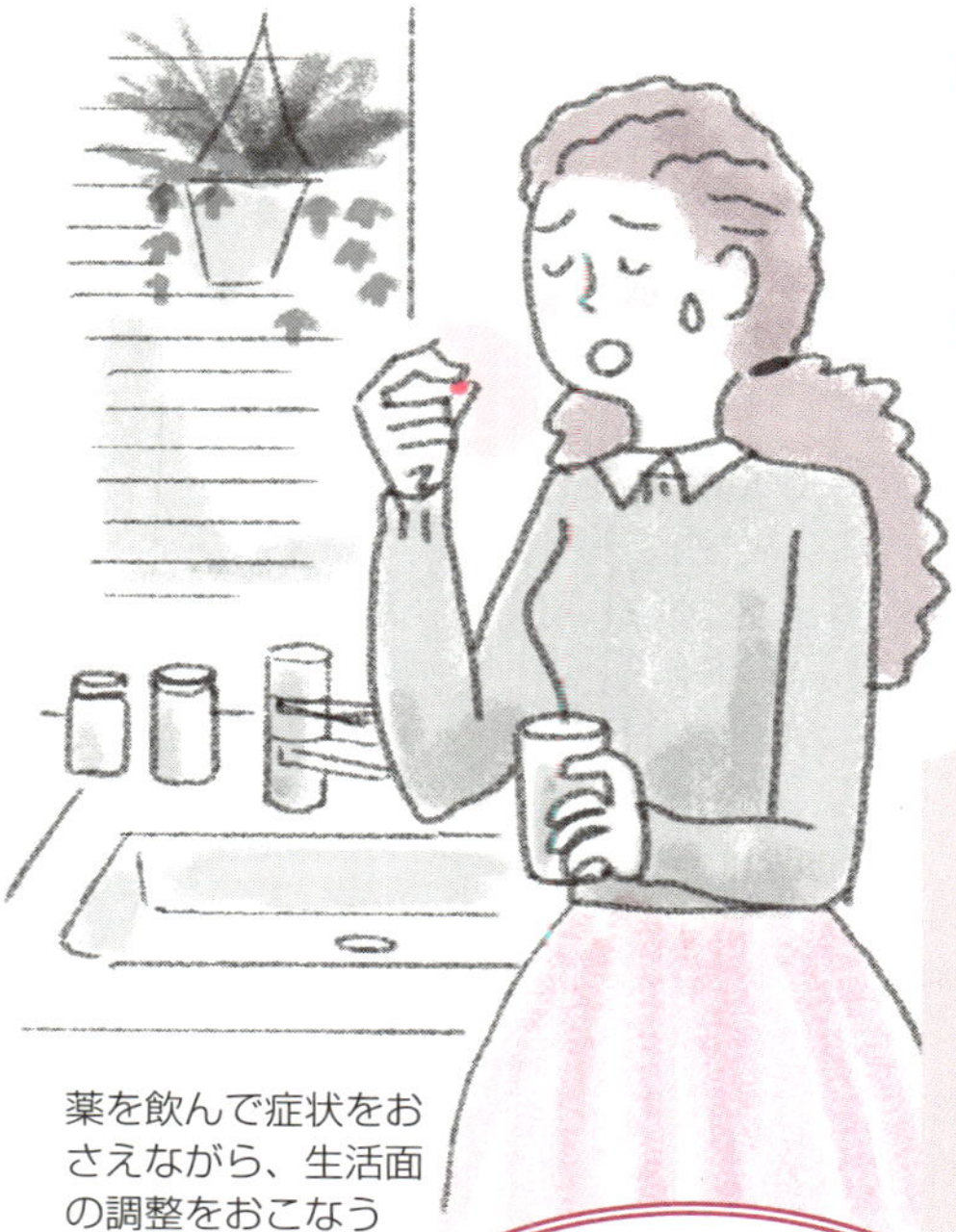

薬を飲んで症状をおさえながら、生活面の調整をおこなう

薬物療法は状態のよくないときに

治療に薬を使うのは、本人の心身の状態がよくないときです。心理的に不安定なときや、睡眠障害が悪化しているとき、二次障害として摂食障害になっているときなどに、薬が処方されます。

薬物療法

発達障害の特性が強い

アスペルガー症候群の特性そのものに対する治療薬はないが、ADHDの不注意や多動性などに対する治療薬がある。ADHDが併存している場合、薬を使うことができる

- ADHD特性に対して
  メチルフェニデート徐放剤（コンサータ）、アトモキセチン（ストラテラ）

慢性的でひどい体調不良

睡眠障害や頭痛、腹痛、疲労感、貧血、生理痛などが慢性化しているときは、その症状をおさえる薬を使う。症状をおさえながら、生活習慣を変え、根本的な改善をはかる

- 睡眠障害などに対して
  アリピプラゾール（エビリファイ）、ラメルテオン（ロゼレム）など

二次障害が起こっている

うつ病や不安障害、摂食障害などの二次障害が起こっている場合には、その治療に薬を使うことがある。二次障害の治療なので、発達障害特性そのものに対する効果は期待できない

- うつ病などに対して
  抗うつ薬、抗不安薬など

生活リズムの乱れなどに薬を使う

発達障害に対する環境調整にとりくみたくても、体調が悪くてうまくいかないという場合には、まず体を回復させます。そのためには、薬物療法が有効です。

生活リズムが乱れて昼夜逆転している人や、うつ病を発症していて活動量が減っている人には、とくに薬が役立ちます。

薬を使いながら環境調整をはかる

薬を使うのは、不眠など、各種の症状をおさえるためです。アスペルガー症候群の特性をおさえるためではありません。

ですから、薬を使いながら、アスペルガー症候群に対する環境調整や、生活全般の見直しもおこないます。

環境調整などによって暮らしやすくなると、体調不良が起こりにくくなります。症状は徐々にやわらぎ、薬の量も減っていきます。

漢方薬やサプリメントも活用する

貧血や生理痛など、一部の症状に対しては、漢方薬やサプリメントを使うこともあります。発達障害への専門的な対応ではなく、一般的に、身体症状があるときに使われる方法です。

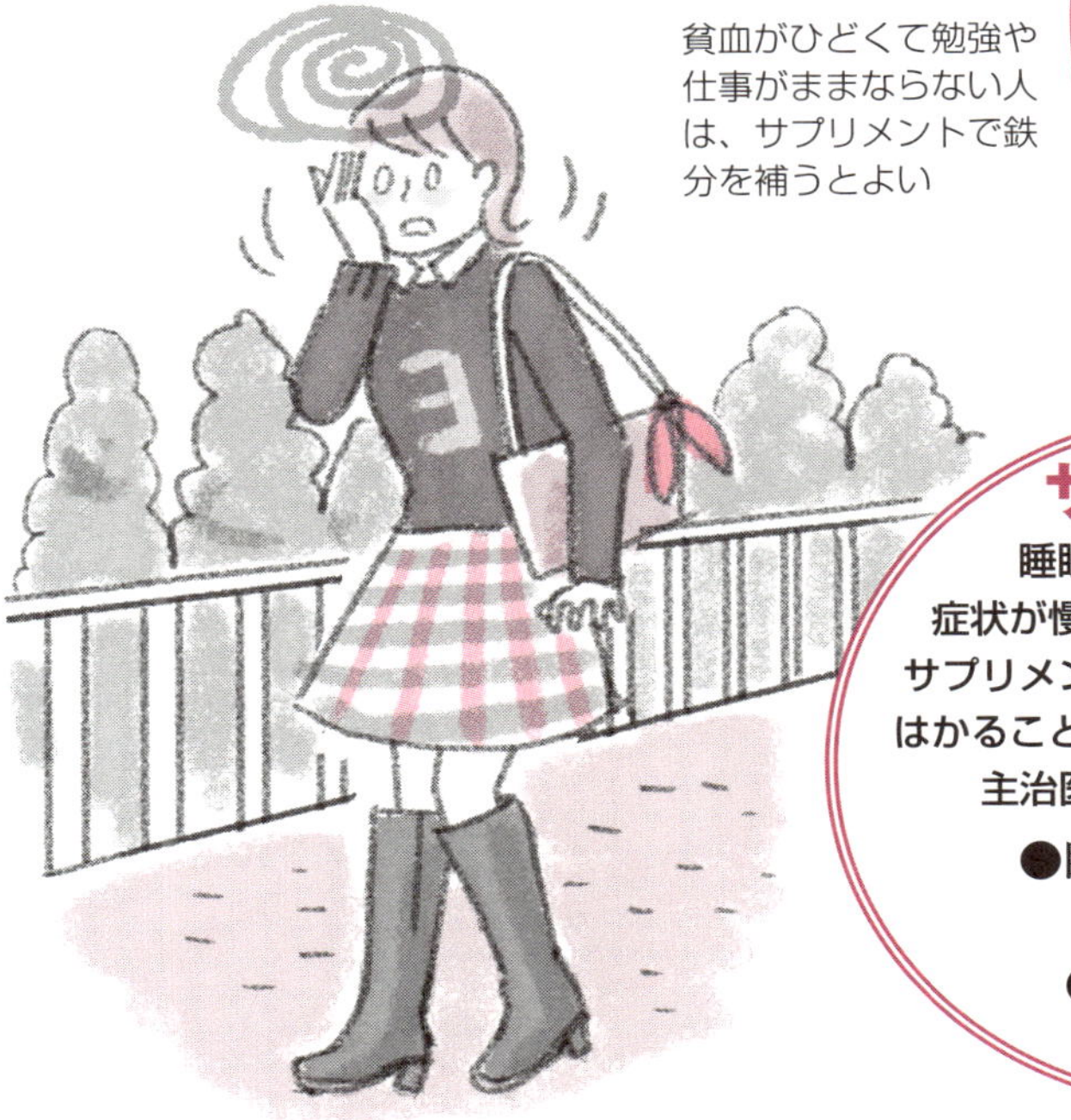

貧血がひどくて勉強や仕事がままならない人は、サプリメントで鉄分を補うとよい

漢方薬

生理のあとなど、疲れやだるさが強いときには漢方薬で体調を整えることがある。発達障害の専門医から内科医などを紹介してもらい、処方を受ける

- 生理痛やその前後の不調に対して
  当帰芍薬散《とうきしゃくやくさん》、加味逍遥散《かみしょうようさん》
- 疲労感に対して
  補中益気湯《ほちゅうえっきとう》、十全大補湯《じゅうぜんだいほとう》

サプリメント

睡眠障害や貧血などの症状が慢性化している場合には、サプリメントを使って、その軽減をはかることができる。自己判断せず、主治医に相談してから使う

- 睡眠障害に対して
  ビタミンB12
- 貧血に対して
  ヘム鉄

治療

DVやトラウマへの対策も欠かせない

アスペルガー症候群の人は誤解されやすく、DVなどの被害を受けてトラウマに苦しむことがあります。専門的な対応・治療が必要です。

被害を受けてトラウマが残る

アスペルガー症候群の人は、率直な発言や態度によって周囲の反感をかってしまうことがあります。そのまま特性への理解が足りない状況が続くと、やがてDVのような深刻な事態をまねく場合があります。

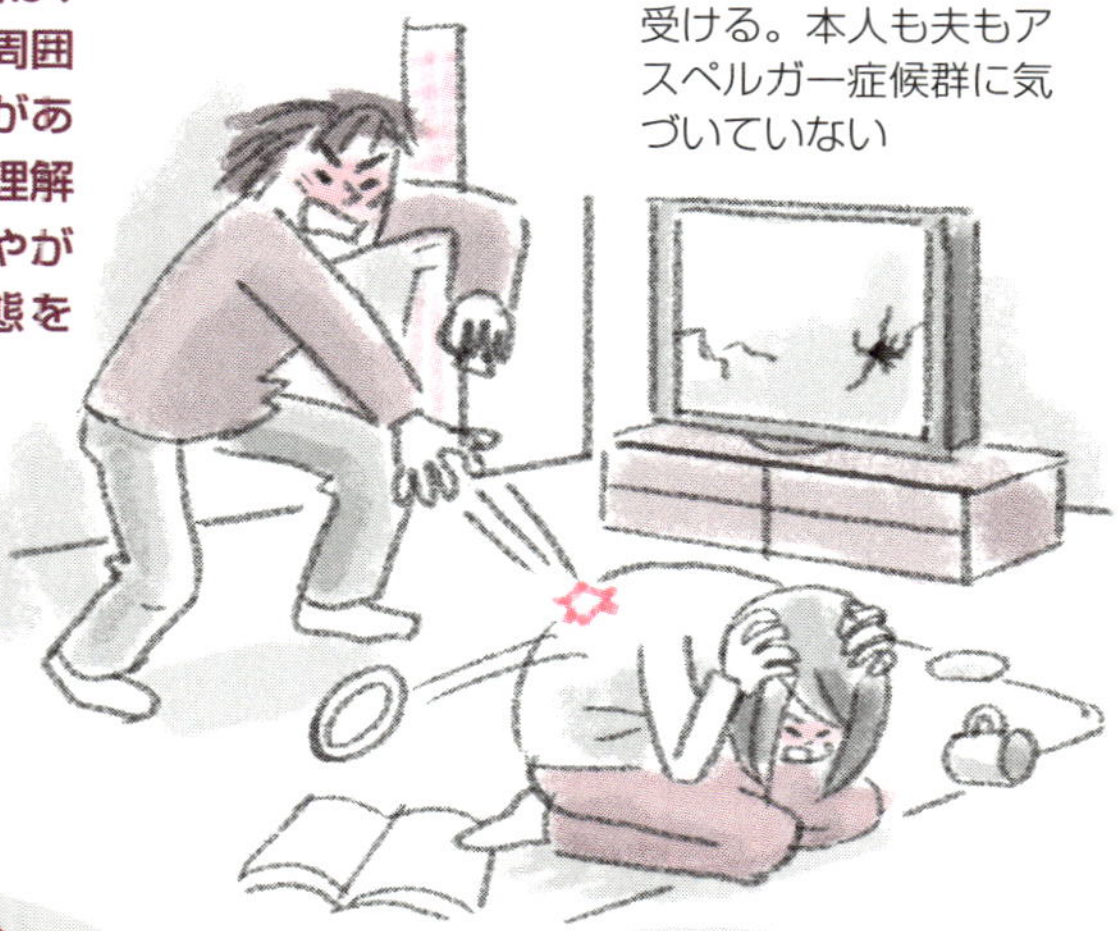

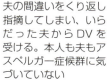

夫の間違いをくり返し指摘してしまい、いらだった夫からDVを受ける。本人も夫もアスペルガー症候群に気づいていない

いじめられる

学校などでの同年代の子どもとの付き合いでは、いじめられやすい。女子のグループにうまく協調できず、いじめの標的となってしまう

DVを受ける

夫や恋人など、身近な人から暴力、暴言を受ける。会話のすれ違いなど、アスペルガー症候群の特性がきっかけのひとつになっている

虐待を受ける

子どもの頃には、アスペルガー症候群の特性が育てにくさにつながりやすい。それもあって、両親から虐待を受けてしまうケースがある

トラウマに苦しむ

被害を受けたときの記憶がトラウマに。何歳になっても、過去のつらい体験を急に思い出す「フラッシュバック」という症状に苦しむ

トラウマが残りやすい

アスペルガー症候群の人は誤解されて被害を受けやすいうえに、つらい記憶がトラウマとして残りやすい。記憶の仕方のかたよりが関わっている。（35ページ参照）

特別な対応・治療をする

DVなどの被害を受けている場合や、そのトラウマが残っている場合には、発達障害や体調不良とは異なる対応が必要です。深刻なときには警察に協力を要請することもあります。

虐待やDVは公的機関へ

いま被害を受けているという場合には、警察などの公的機関の介入が必要。本人や家族、医療機関だけでは対応しきれない

● 子どもの場合は、家族や学校の先生などが児童相談所に相談

● 大人の場合は、DVの相談機関や警察に連絡する

トラウマは医療機関へ

過去の被害がトラウマになっている場合は、医療機関で治療を受ける。児童精神科や精神科、心療内科を受診する

● 子どもも大人も、医療機関で心理療法や薬物療法を受ける

病気や症状ではなく犯罪として対応する

虐待やいじめ、DVは暴力であり、犯罪です。背景にアスペルガー症候群への誤解があったとしても、けっして許されるものではありません。すぐに止めなくてはならないものです。

それらの犯罪行為がある場合には、医療機関だけでは対応しきれません。犯罪として認識し、警察など、しかるべき機関に通報して対応しましょう。

ただ、まだ女の子の場合には、虐待やいじめに対して本人が自分で動くことは難しく、家族や親族、友達、学校の先生など関係者の協力が必要です。大人でも、ひとりでは厳しいでしょう。対応は簡単ではありません。

トラウマへの特別な治療法

トラウマが残ると、つらい記憶を思い出したときに体が自動的に反応して、心身の症状が起こります。このトラウマ反応を遮断する治療法が研究されています。

視覚への刺激を治療に活用する「EMDR」、トラウマに関わる思考に対処する「TFT」や「TF-CBT」などの方法があります。日本でも少数の専門家が実践しています。

※トラウマについて、くわしく知りたい方は飛鳥井望監修『PTSDとトラウマのすべてがわかる本』（講談社）をご覧ください。

診断基準がそもそも男性向け？

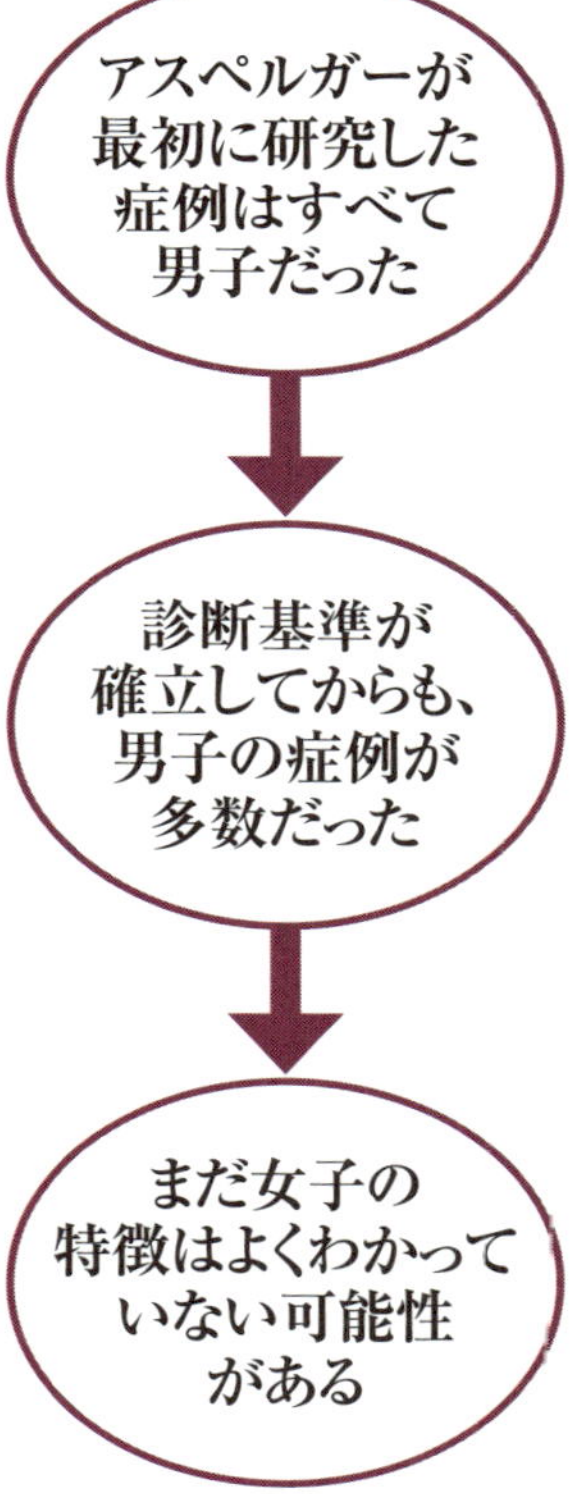
アスペルガーが最初に研究した症例はすべて男子だった
診断基準が確立してからも、男子の症例が多数だった
まだ女子の特徴はよくわかっていない可能性がある

アスペルガー症候群は男子の症例報告

アスペルガー症候群は、アスペルガーという精神科医が発見した症候群です。アスペルガーは二〇世紀なかばに、数名の男子に同じ特徴を見出し、報告しました。のちにそれがアスペルガー症候群と名付けられたのです。

つまり、アスペルガー症候群はもともと男子の特徴をまとめたものだということです。研究がはじまった当初から、女子の特徴はよく知られていませんでした。

女子の症例や研究はまだ多くない

その後、アスペルガー症候群の診断基準が確立されてからも、症例の中心は男性でした。男性のほうが女性よりも数倍多いとされてきました。しかし、女性の研究が進み、男女で特性の現れ方が違うという説が出てきました。

男性では幼少期から特性がみられるが、女性では思春期まで特性が目立たず、また、思春期になっても社会性の乏しさが男性ほど顕著ではないなどと、報告されはじめたのです。

まだ仮説段階の話ではありますが、アスペルガー症候群の診断基準や対応法は男性に合わせたもので、女性向けにはなっていないのかもしれません。今後の研究に期待がかかります。

4

今日からできる生活面の対策

アスペルガー症候群の特性に対して、
女性がすぐにできる対策を紹介します。
女性では、同性との付き合い方、
ファッションへの意識の調整、
疲れやすさへの対応などがポイントになります。

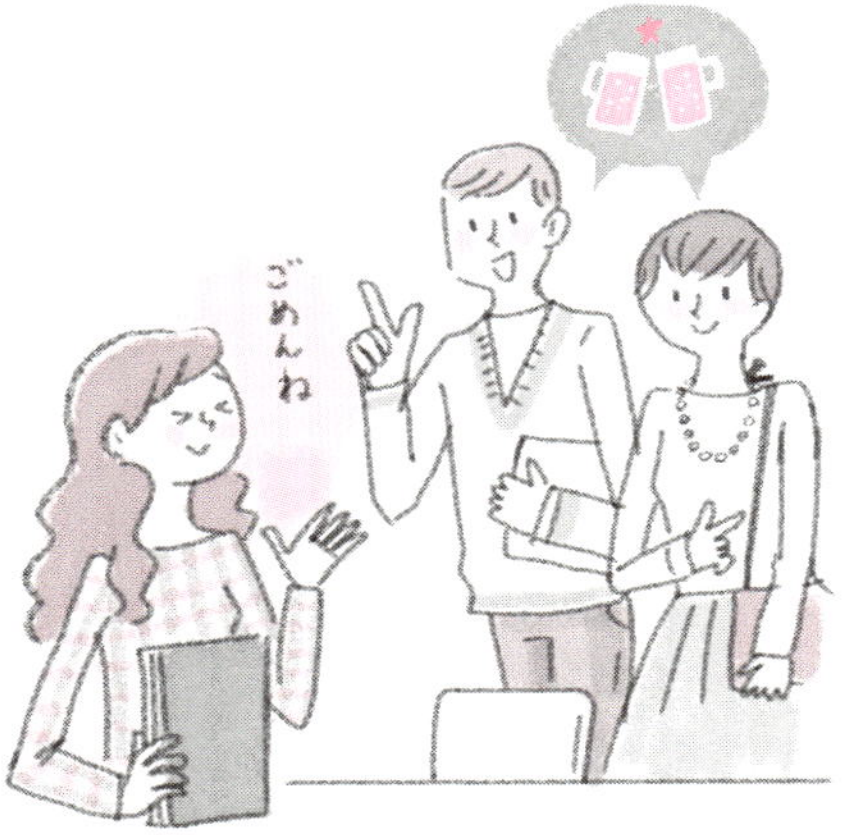

ストーリー❹

思い切って女子のグループに入るのをやめた

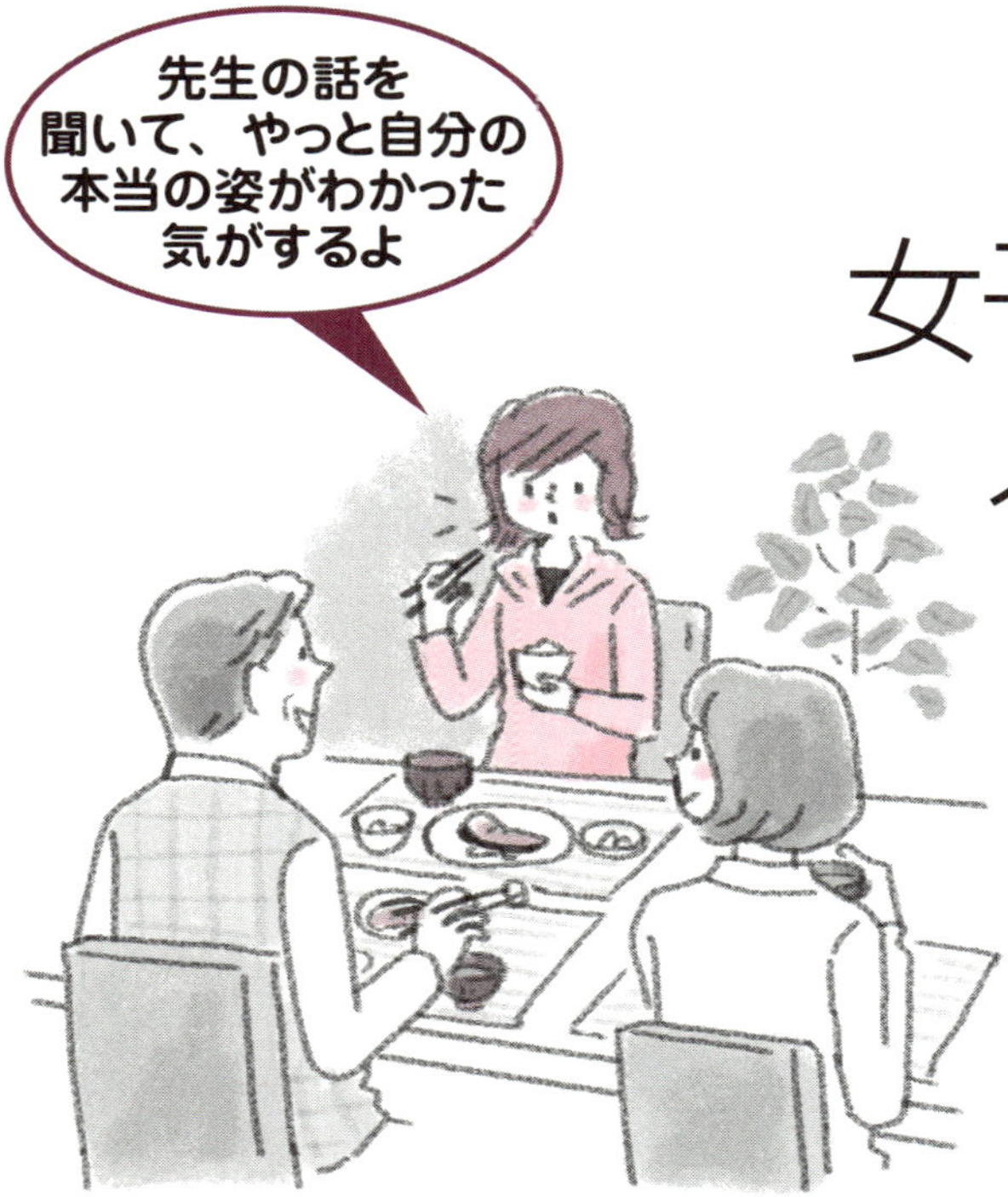
先生の話を聞いて、やっと自分の本当の姿がわかった気がするよ

① 自分がアスペルガー症候群だと知ったAさん。それ以来、医師の話を聞いたり、本を読んだりして、アスペルガー症候群の特性を理解していきました。これまでのさまざまな苦しみには、特性が深く関わっていたことを知りました。

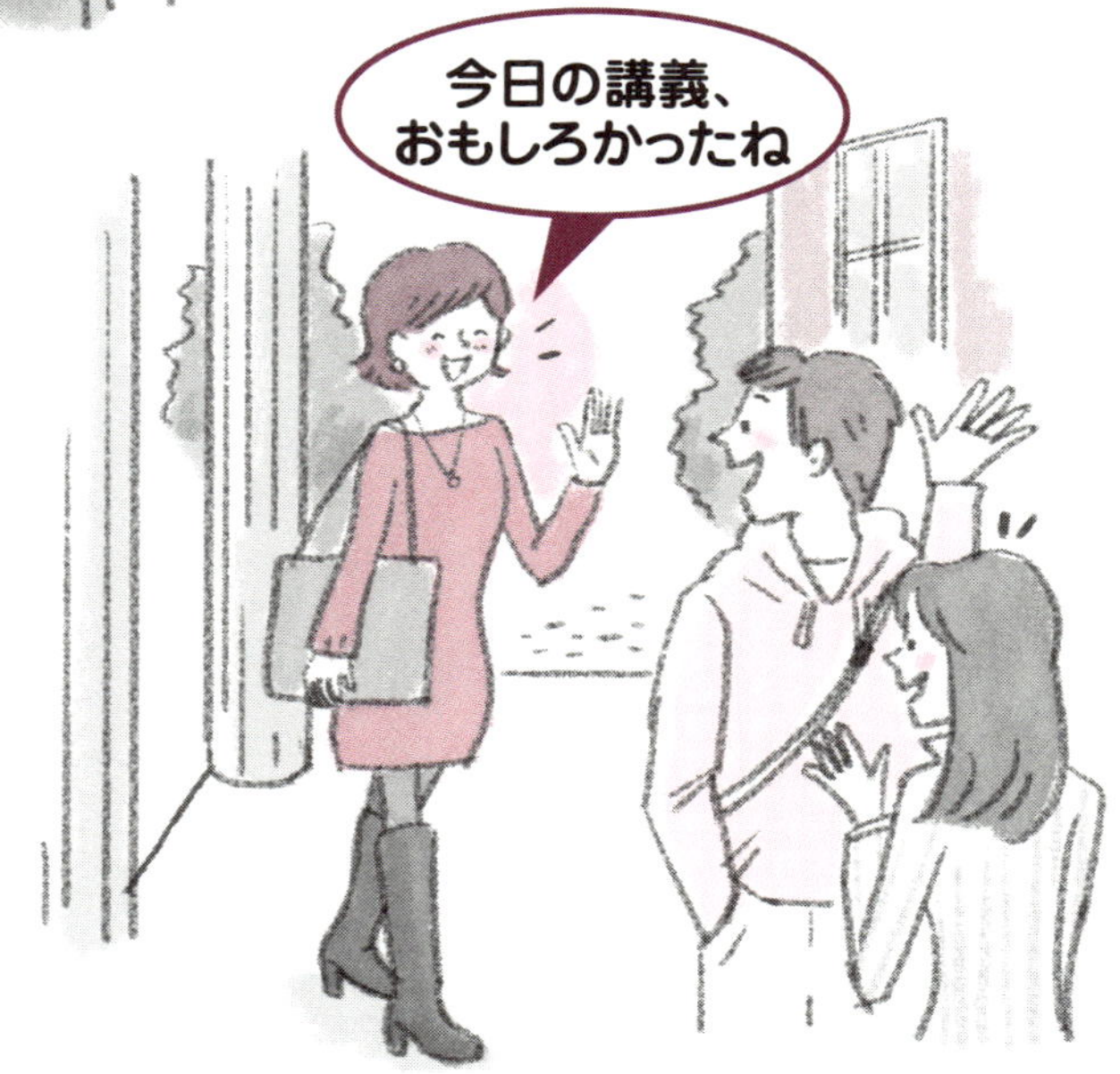
今日の講義、おもしろかったね

② 診断を受け、自分の特性を理解してからは、トラブルが少しずつ減っていきました。医師の助言を聞き、雑談や運動など、苦手なことでは無理をしないようにしたのです。そして、大学は得意なことをいかせる理系の学部に入りました。

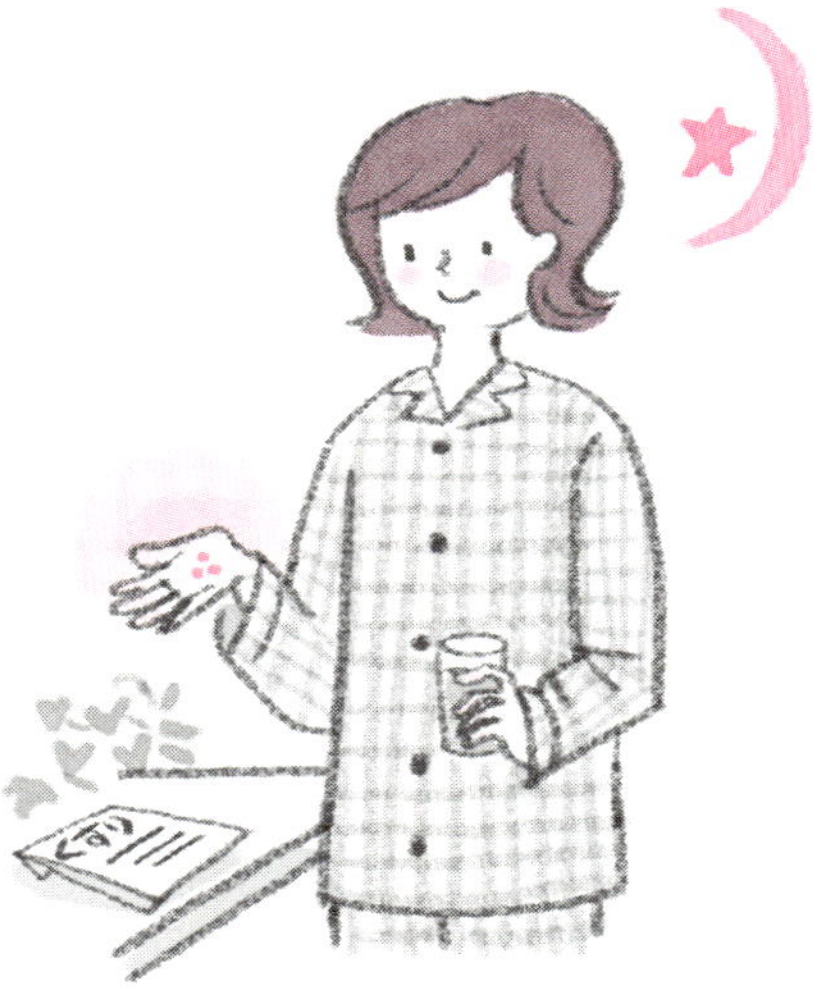

③ 人間関係のストレスや体調不良がなくなったわけではありませんが、生活をしていて困難を感じたり、戸惑ったりすることは減りました。眠れないときやだるいときには、薬を飲んで対応しました。

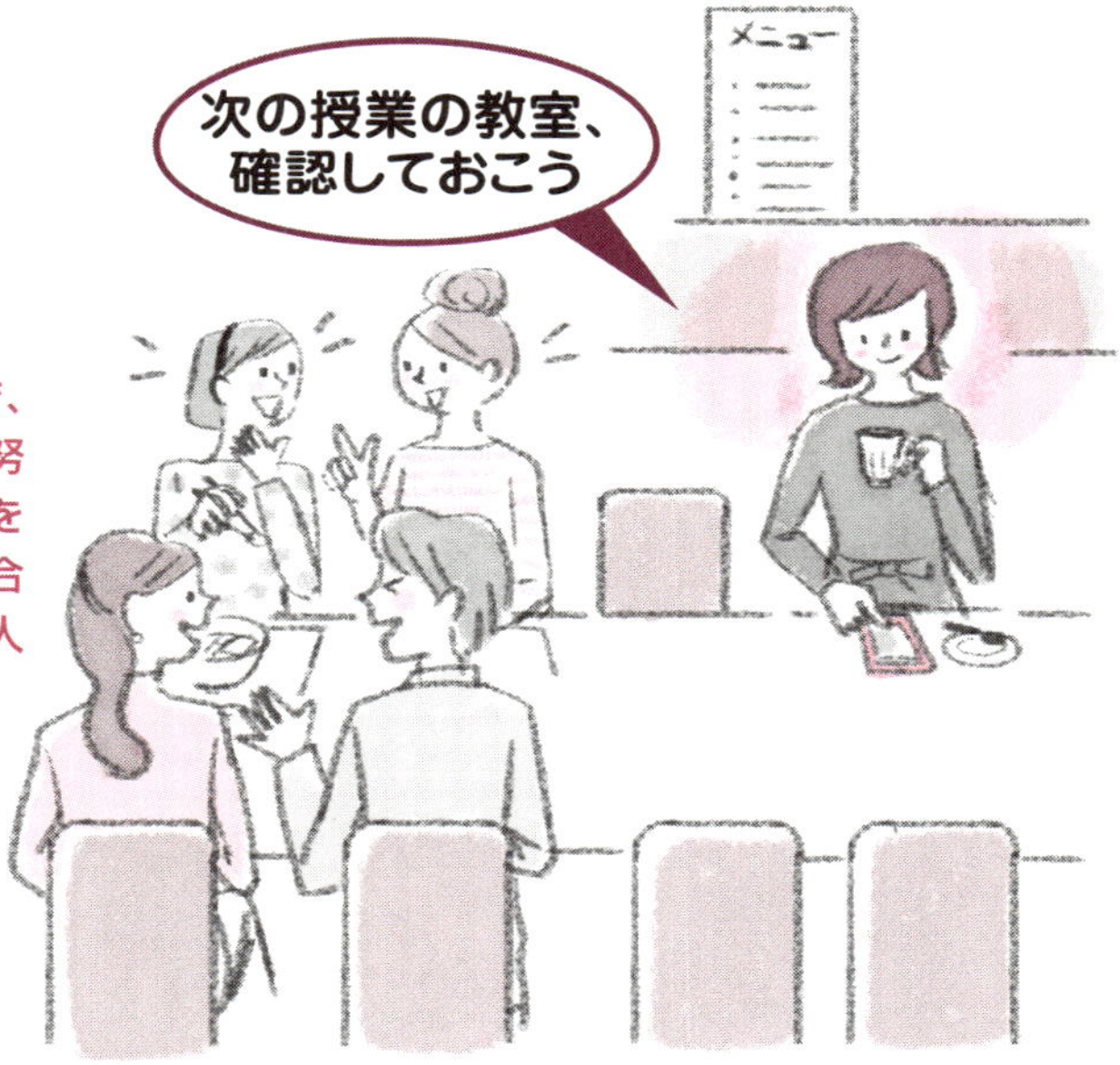
メニュー
次の授業の教室、確認しておこう

④ Aさんは診断を受けるまで、女子のグループに入ろうと努力していました。しかし自分の特性を自覚してからは、無理に大勢と付き合おうとせず、自分を理解してくれる人との関係を大切にしました。

⑤ また、ひとりの時間を意識的にもうけるようにしました。ひとりになると、考えが整理でき、気持ちが落ち着きます。Aさんはもともと単独行動の多い人でしたが、診断後は単独行動を、自分を回復させる時間と考えるようになりました。

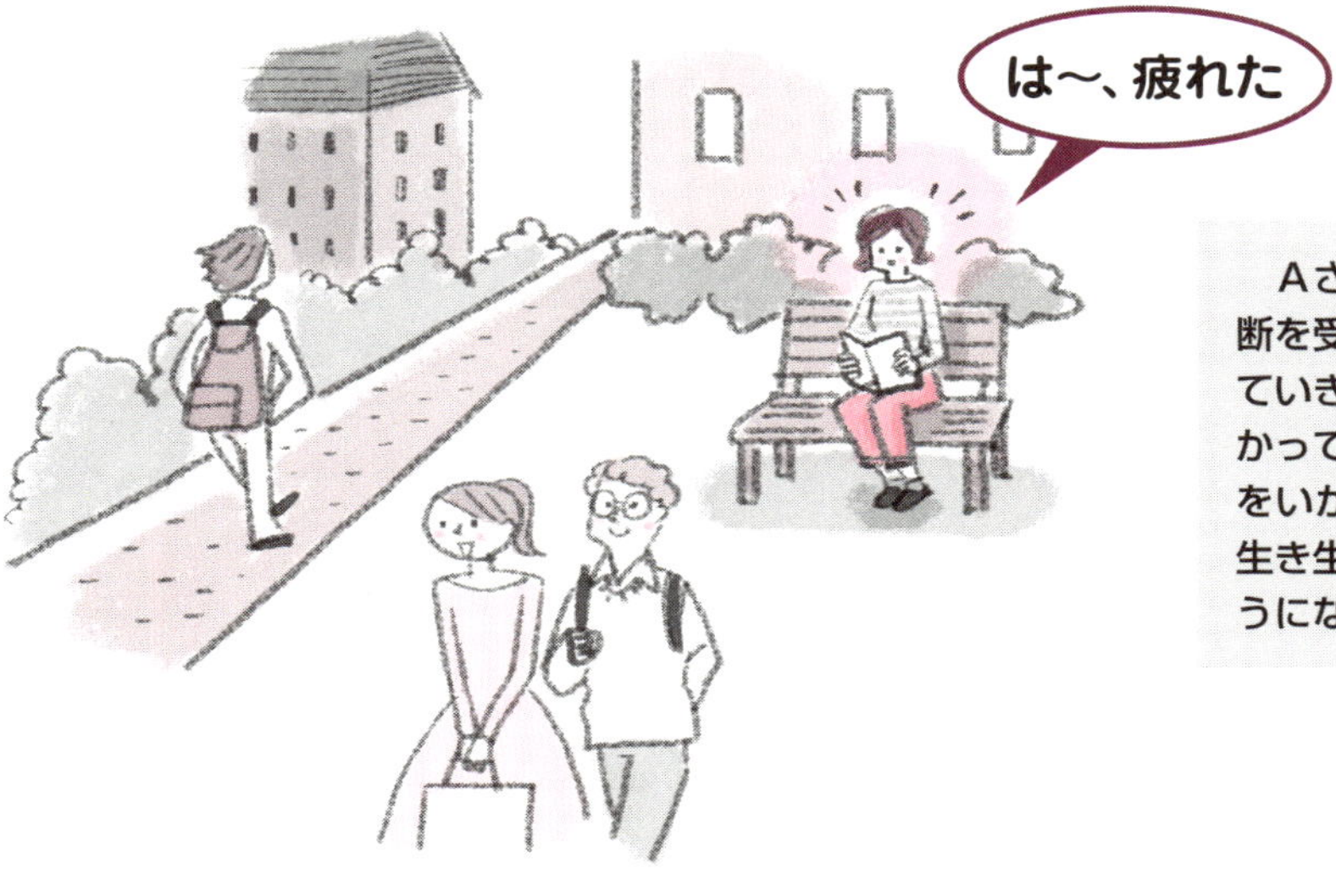
は〜、疲れた

Aさんはアスペルガー症候群の診断を受けたことで、自己理解を深めていきました。苦手なことに立ち向かって消耗するよりも、得意なことをいかしたり、人を頼ったりして、生き生きと暮らすことを心がけるようになりました。

対応
1
人間関係

「男性的な付き合い」に変えてみる

人間関係での失敗が多い人は、いっそのこと、付き合いの幅を狭めてしまいましょう。女子のグループから離れ、仲のよい人とだけ付き合うようにします。

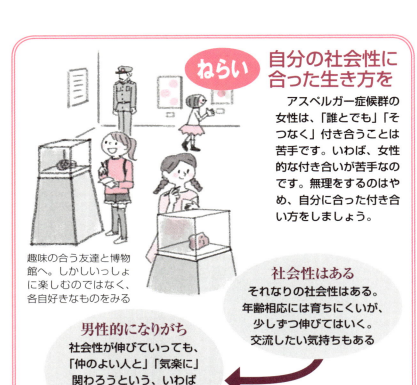

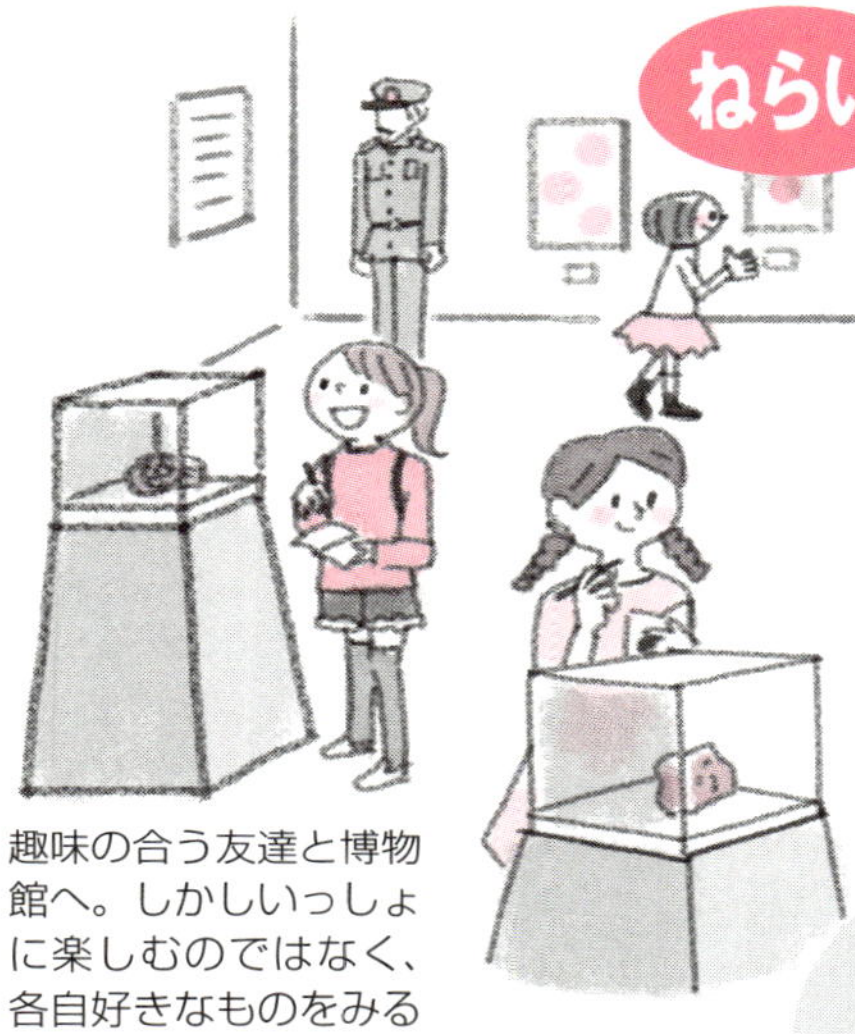

趣味の合う友達と博物館へ。しかしいっしょに楽しむのではなく、各自好きなものをみる

ねらい

自分の社会性に合った生き方を

アスペルガー症候群の女性は、「誰とでも」「そつなく」付き合うことは苦手です。いわば、女性的な付き合いが苦手なのです。無理をするのはやめ、自分に合った付き合い方をしましょう。

社会性はある

それなりの社会性はある。年齢相応には育ちにくいが、少しずつ伸びてはいく。交流したい気持ちもある

男性的になりがち

社会性が伸びていっても、「仲のよい人と」「気楽に」関わろうという、いわば男性的な付き合いを好みがち

友達の数は多いほうがよい？

子どもの頃に親や先生から、「誰とでも仲よく」「友達をいっぱいつくって」と言われたことはありませんか。それがよいことだと、教えられなかったでしょうか。

アスペルガー症候群の人は、そのような話を言葉通りに覚え、ひとつの決まりとして信じている場合があります。「友達を増やすのがよいことなのだ」とかたくなに信じ、それが苦手なのに、一生懸命、努力しているのです。

実際には、友達が少なくても、別にかまいません。それで自分が幸せであれば、なんら問題はないでしょう。友達の数に対する考えを見直してみてください。

対応　付き合う相手を自分で選ぶ

自分のことを理解してくれる人、話が通じやすい人との付き合いを大切にしましょう。それ以外の人とは、無理に付き合わないようにします。大人の男性が、趣味の合う少数の友達と、決まった話題を楽しむようなイメージです。

人数は少なめにする
交流したい気持ちがあっても、あまり手を広げすぎないようにする。趣味が合っても大勢が相手だと疲れる

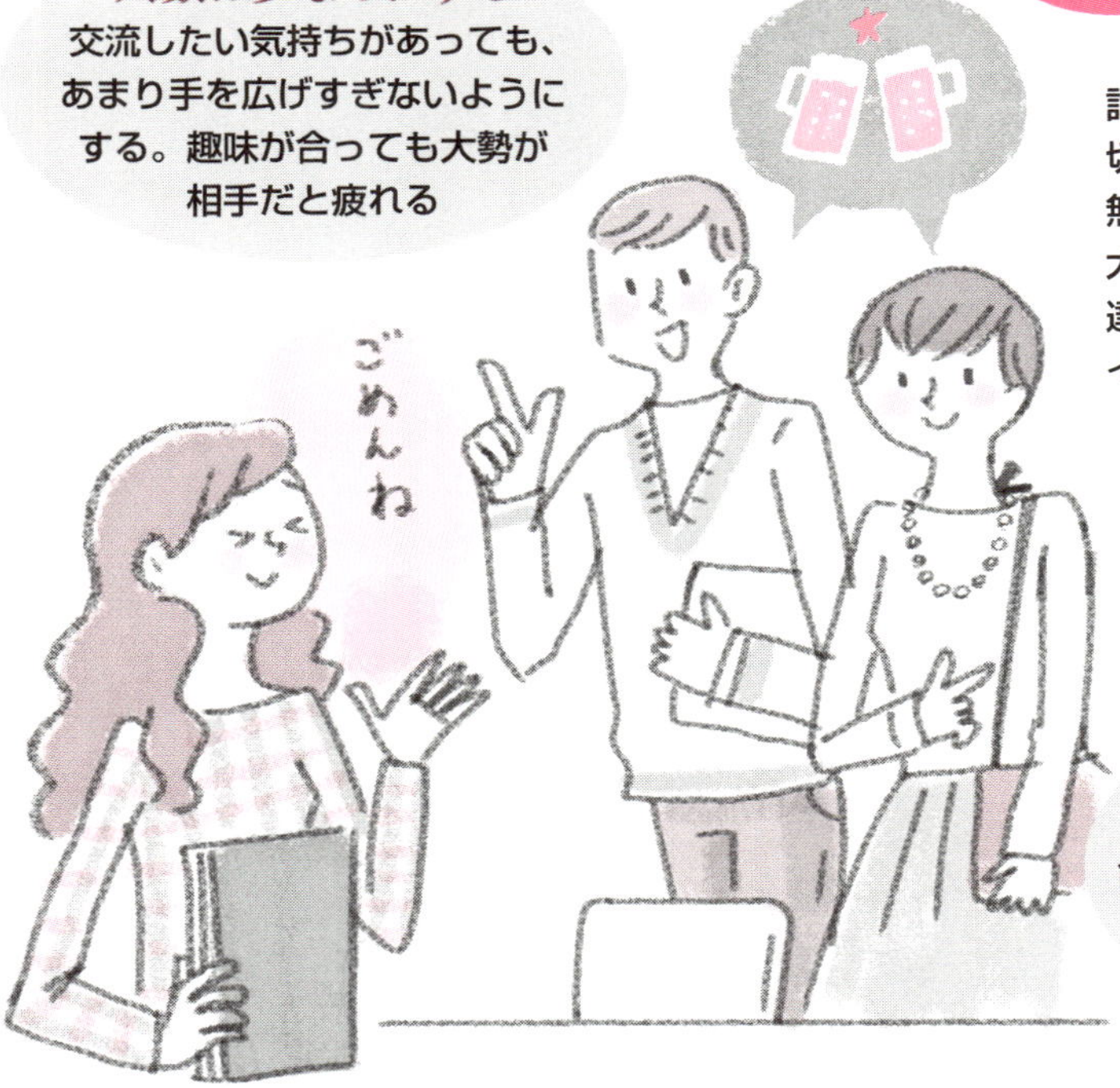

大学のクラスコンパのように、多様な人が大勢集まる場には、参加しなくてもよい。「用事がある」と言うなど、うまい断り方を覚えておく

趣味が合う人を選ぶ
電車や歴史、動物などの趣味が合う人と付き合う。趣味について語りすぎても許容してくれる人なら理想的

ヒント　文系・理系の違いも参考に

男女の脳の解説（26ページ参照）でもふれましたが、文系・理系というキーワードもヒントになります。アスペルガー症候群の人の多くは、具体的・論理的なやりとりを好む理系タイプ。理系の人と付き合うのもひとつの方法です。

あなたは文系?
- 抽象的な表現ややりとりが好き？
- 感情的な話をするのが好き？
- ものの話よりも、人の話が好き？

それとも理系?
- 具体的な情報や知識が好き？
- 論理的な話をするのが好き？
- 人の話よりも、ものの話が好き？

対応 2 人間関係

雑談がうまくなくてもよいと考える

「ガールズトーク」がうまくできなくても、友達をつくり、楽しく暮らしていくことはできます。上手なおしゃべりではなく、そこそこの会話ができるようになりましょう。

女子の会話は複雑で手に負えない

以前、アスペルガー症候群の女の子に会話の練習をしてもらったことがあります。練習によって、問題はある程度解決しました。仲のよいグループでは、会話がはずむようになったのです。

ところが、そのグループにほかの子が入ったときや、別のグループの子と話すときには、また新たな問題が発生しました。練習をしても、きりがありませんでした。

女子の会話や人間関係は非常に複雑で、一定のトレーニングでは対処しきれなかったのです。それ以来、スキルを広げたり伸ばしたりするよりも、必要なスキルを身につけることをすすめています。

ねらい 雑談力を鍛えることをやめる

話し相手や場の雰囲気などに合わせて雑談をするスキルは、アスペルガー症候群の人にはなかなか身につかないもの。もともと苦手としていることなので、訓練をしてもあまり上達しません。必要以上のトレーニングはやめましょう。

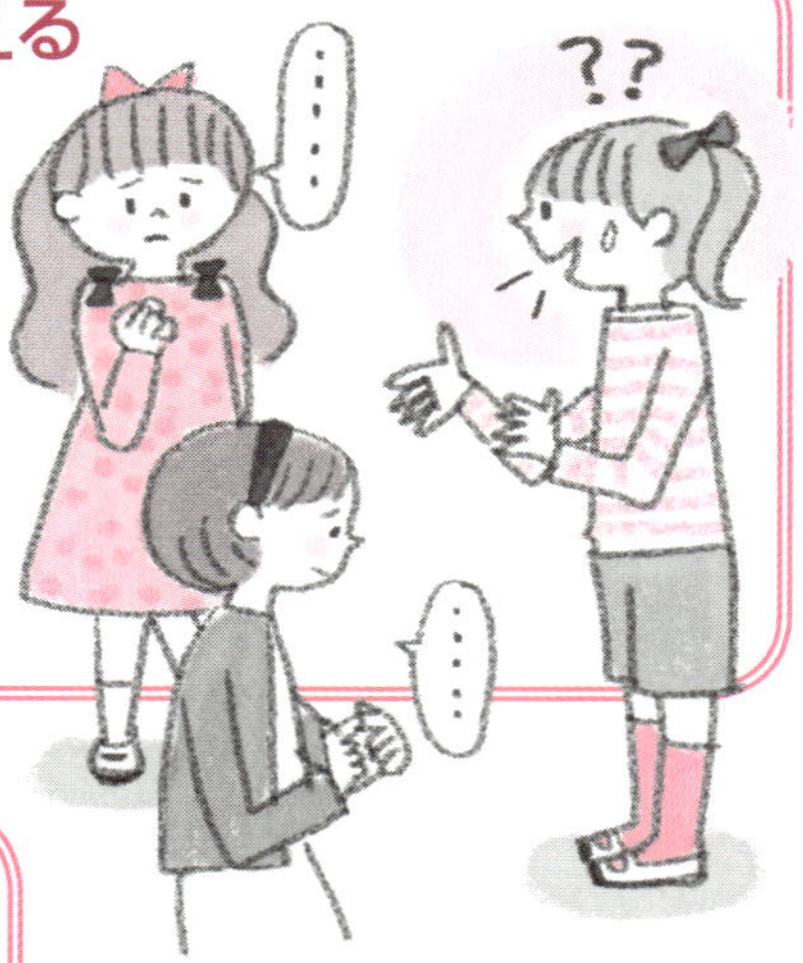

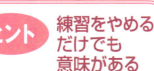

訓練した通りに話しても、会話が盛り上がらないこともある。雑談を練習するのは難しい

ヒント 練習をやめるだけでも意味がある

「上手におしゃべりをして」「ほかの女の子と仲よく」と思い、おしゃべりの練習や体験を必死にくり返している人は、それをやめてみましょう。失敗体験や友達を怒らせることが減り、かえって自信がつきます。

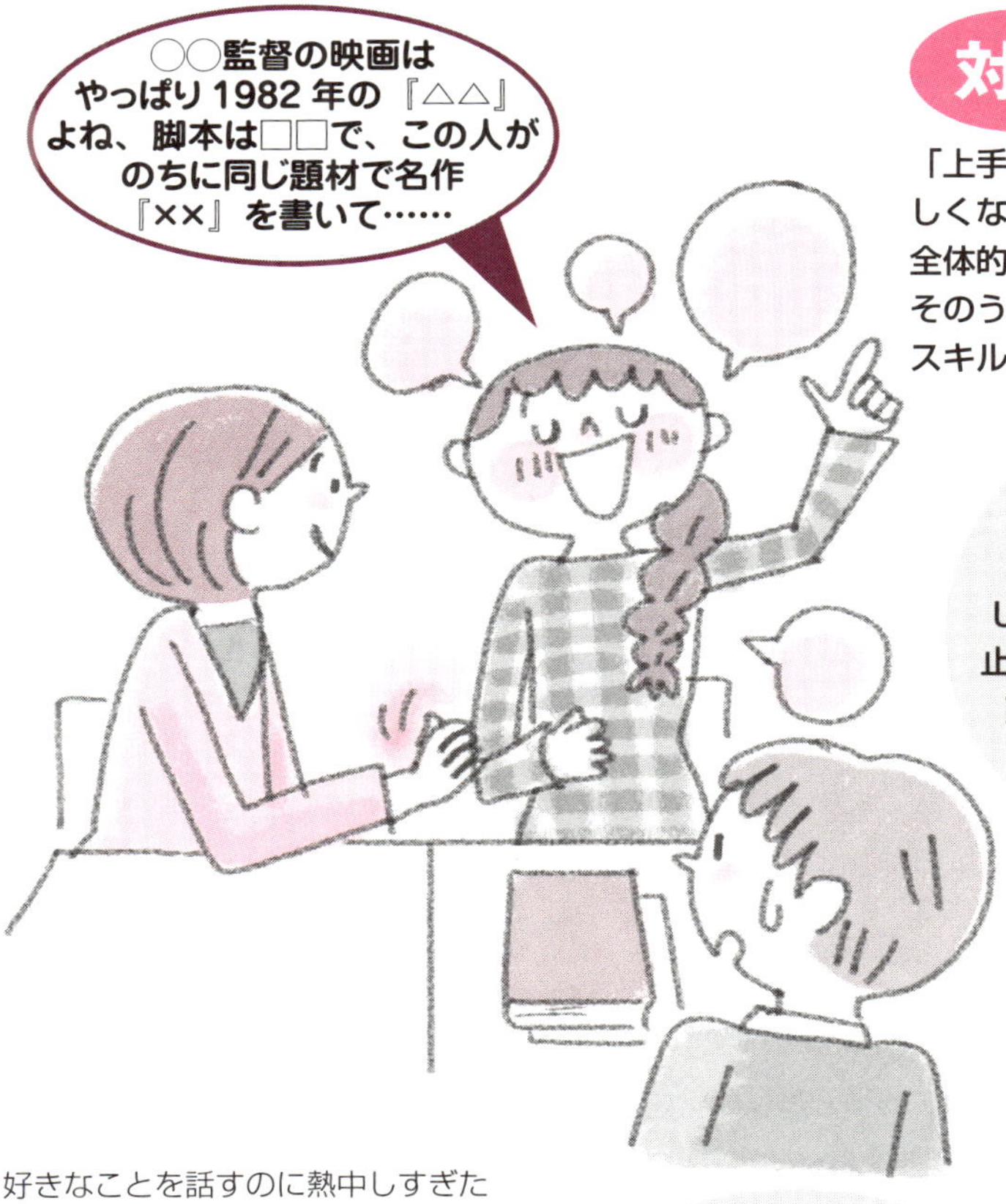
○○監督の映画は
やっぱり1982年の『△△』
よね、脚本は□□で、この人が
のちに同じ題材で名作
『××』を書いて……

好きなことを話すのに熱中しすぎたときには、そっと腕に手をおいてもらう。その合図で話すのをやめる

対応　話題をしぼり、会話を減らす

「上手におしゃべりしよう」と思うと、苦しくなります。それよりも、話題や会話を全体的に減らし、気持ちを楽にしましょう。そのうえで、おしゃべりに役立つ具体的なスキルをいくつか身につけます。

話しすぎたら止めてもらう

趣味などを語りすぎてしまったら、家族や友達に止めてもらう。腕にふれる、声をかけるなど、合図を事前に決めておくとよい

雑談向きの話題を覚える

その日のニュースや天気など、おしゃべりに向く話題を覚えておく。雑談をする必要が出たら、その話題をもちかける

会話の回数を減らす

雑談の回数を減らし、必要な会話だけにしぼっていく。ほかの人よりも会話の回数が少ないほうがよい

相手と交互に話す

自分が一定時間話したら、今度は相手の話を聞くという習慣をつける。最大１分など、決まりをもうけておくとよい

聞く姿勢を身につける

「話している人の顔をみる」「あいづちを打つ」「うなずく」など、望ましい聞き方をスキルとして覚える

対応3
人間関係

家族に「解説」してもらう

「先生や友達に怒られたけれど、その理由がわからない」というときには、家族に状況を説明し、解説してもらいましょう。その積み重ねが、人付き合いのスキルとなります。

ねらい 家族を通じて、世の中を知る

アスペルガー症候群の人は、暗黙の了解を察することが苦手です。誰かに教えてもらわないと、なかなか理解できません。そこで、身近な家族に解説者となってもらい、さまざまなマナーやルールを学ぶのです。

解説が必要
「思春期になったら人前では服を脱がない」といったマナーがなかなかわからない。常識的なことでも、解説してもらう必要がある

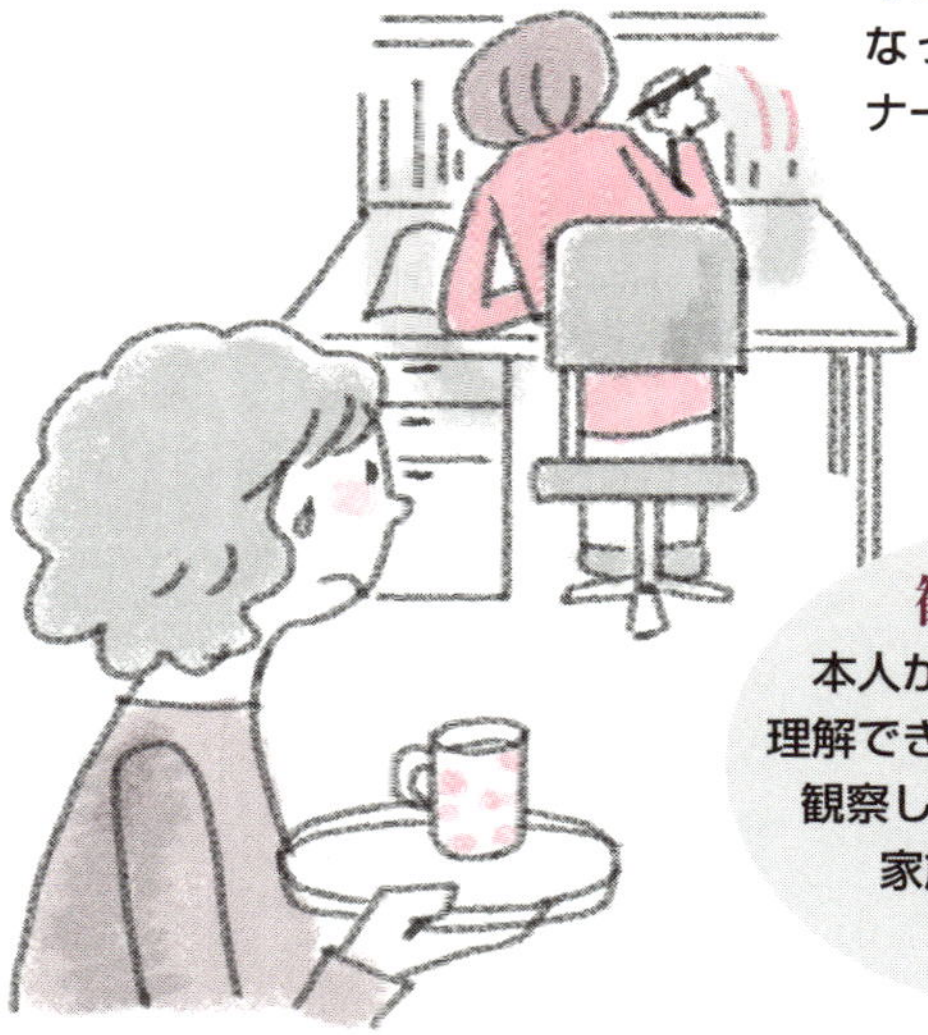

姿勢が悪いと不真面目にみえるということが、本人にはわかっていない場合も

観察が必要
本人がどのようなことを理解できていないか、身近で観察してくれる人が必要。家族が見守れるとよい

家族の「解説」があるとトラブルが減る

アスペルガー症候群の女性が何人か、自伝を書いています（九八ページ参照）。それらの自伝のなかには、当事者が両親や友達に世の中のしくみを解説してもらい、一般常識を身につけていく様子が書かれているものがあります。

当事者のひとり、リアン・ホリデー・ウィリーは、父親が「この人は、こういう理由でこういう行動をとっているんだよ」と逐一、説明してくれたことが、社会性を身につけるための大きなたすけになったことを記しています。

どんなことでも家族に質問し、解説してもらうようにすれば、トラブルは確実に減るでしょう。

対応 失敗したら家族に質問する

人から叱られたり注意されたりしても、意味がよくわからなかったら、家族に聞いてみてください。一般常識的に問題となったのはどこなのかを、説明してもらいましょう。このやりとりを習慣化して、世の中を理解していきます。

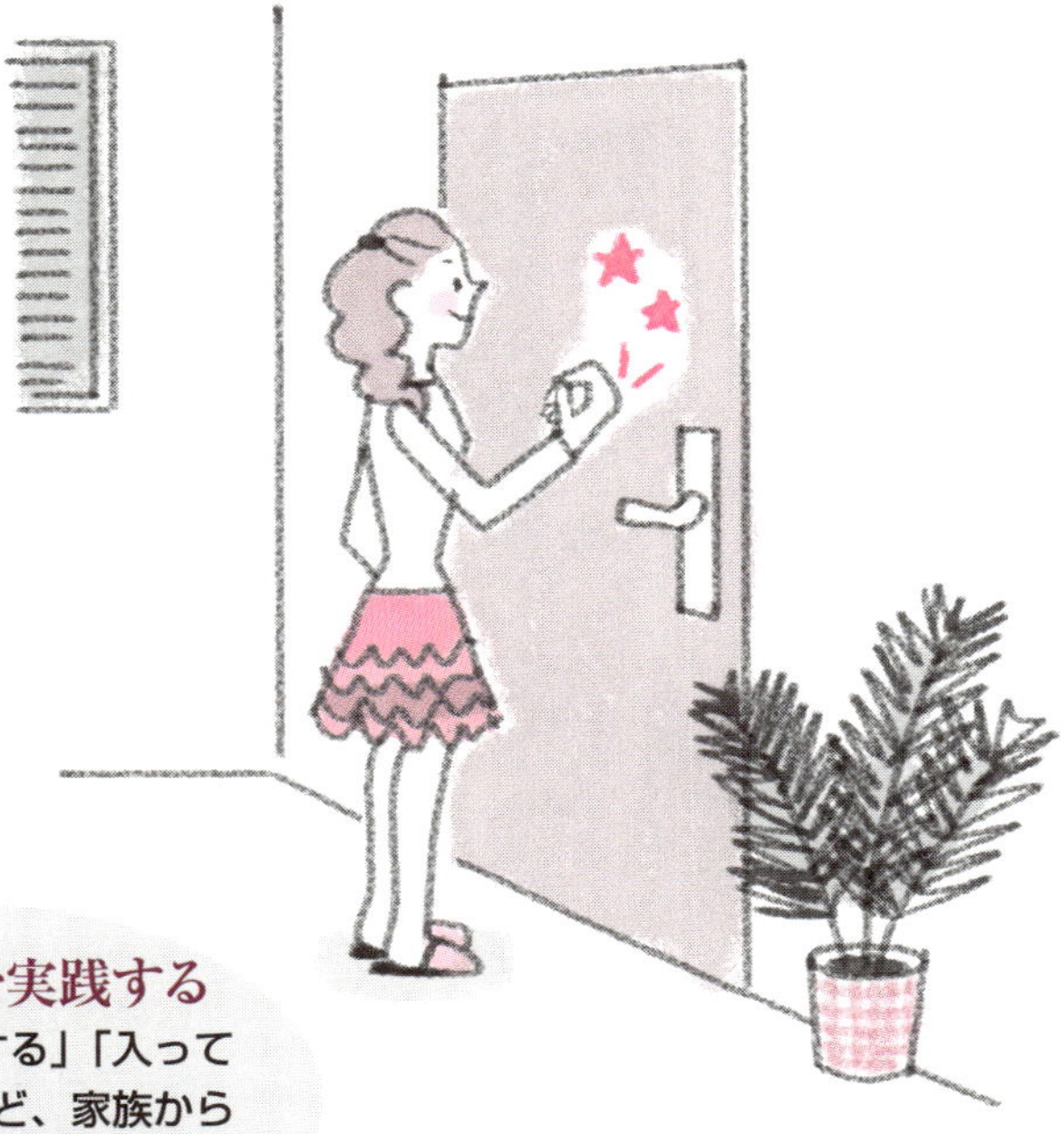

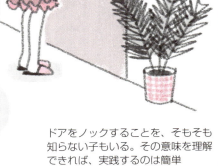

ドアをノックすることを、そもそも知らない子もいる。その意味を理解できれば、実践するのは簡単

家族になんでも質問する

「職員室に入ったら怒られた」など、失敗したことを家族に報告。どこを変えればよいのか、質問する

聞いたことを実践する

「ドアをノックする」「入ってよいか聞く」など、家族から助言を受ける。その意味を聞き、納得したうえで実践する

役に立つ解説の例

- 手を握る、抱きしめるなどのスキンシップの意味
- 人と話すときの距離のとり方
- チビ、デブ、ハゲなど、言わないほうが望ましい言葉
- 食事中に出してよい話題、出してはいけない話題

ヒント 公私の違いを教えてもらう

トラブル予防のキーワードとして、公私の違いを教えてもらいましょう。公の場とプライベートな場では、話す内容も、口調や態度も、ガラッと変わります。一覧表をつくったりして、わかりやすく区別するとよいでしょう。

対応
4
人間関係

ペットを飼うとリラックスできる人も

なかには、人間よりも動物と付き合っているほうが気が楽で、リラックスもできるという人がいます。ペットが相手であれば、気をつかわずに話せるのです。

コミュニケーションの不足を補う

　思春期になってからアスペルガー症候群に気づいた人の場合、それまで多くの人と交流をもち、会話をしてきているため、人付き合いを減らすと、フラストレーションを感じることがあります。

　コミュニケーションの不足を感じ、誰かと関わり合いたいと思うのです。しかし、苦手なものは苦手ですから、人と関わろうとすると、また失敗して傷つきます。

　この問題の解決策が、ペットを飼うことです。ペットは、基本的には言葉が通じませんが、話を聞いてくれるようで、親しく付き合うことができます。コミュニケーションの不足が補えるのです。

ねらい

なんでも言える相手をもつ

　人付き合いやおしゃべりを制限することで、人間関係のトラブルを減らせます。しかしそうすると、ほかの人との交流が減りすぎて、物足りなく思う人もいるかもしれません。そこでペットを飼い、ペットと話すのです。

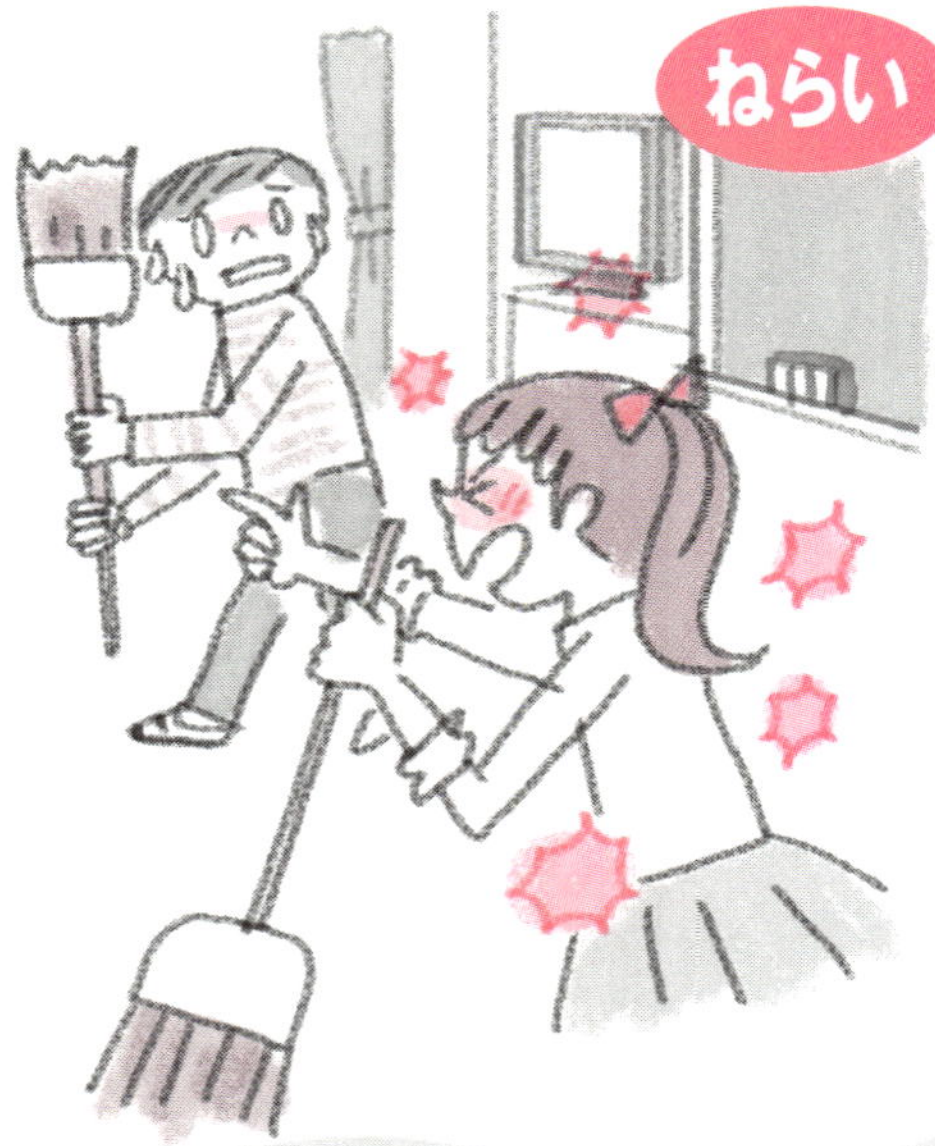

相手が友達でも、間違いがあれば厳しく注意する。そのせいで話し相手が減っていく

話を合わせるのは苦手

話し相手がほしくても、話を合わせるのが苦手なため、なかなか友達ができない

話し相手はほしい

交流をストレスに感じる人もいるが、話し相手がほしい、交流したいと思う人もいる

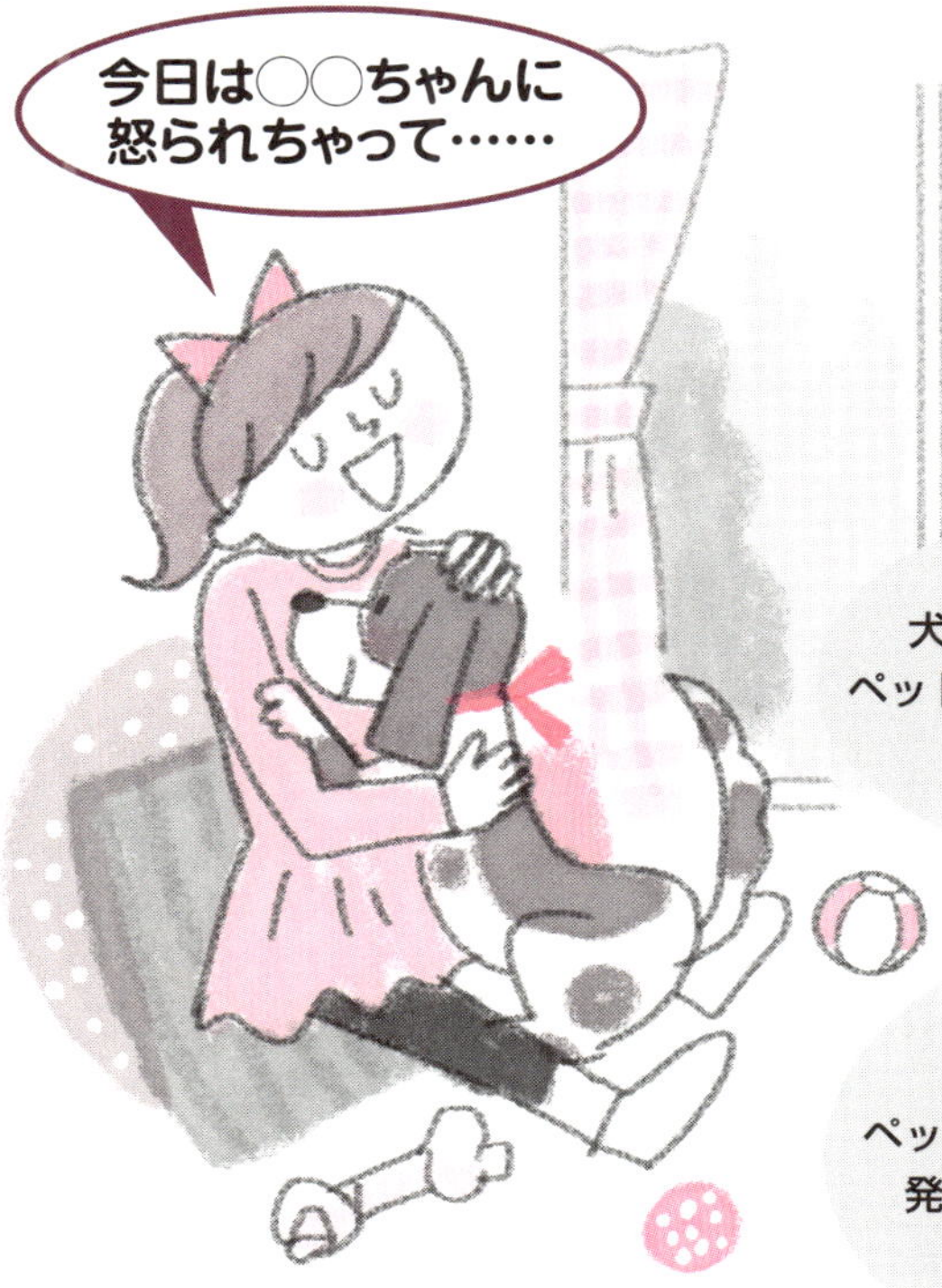
今日は○○ちゃんに怒られちゃって……

愛犬に1日の出来事を話して聞かせるのが日課に。ずっとそばで聞いてくれて、ホッとする

対応 ペットと話し、ペットをかわいがる

当然ながら、ペットに言葉は通じません。なにか語りかけても、意見や感想は返ってこないでしょう。しかし、ただペットに語りかけ、ペットがくつろぐ様子をみるだけでも、リラックスできる人もいます。

ペットを飼う

犬や猫、魚など、飼いやすいペットを選ぶ。世話で困ったときに家族や友達に相談できるペットがよい

ほかの人とペットの話をする

ペットを飼うと、ほかの飼い主との間に共通の話題ができる。ペットを介して友達ができる場合もある

ペットと話す

言葉が通じなくても、ペットに語りかける。不用意な発言があっても、ペットは黙って聞いてくれる。のびのびと話せる

ヒント ぬいぐるみを使ってもよい

集合住宅に住んでいる人や、アレルギーがある人など、ペットを飼えない人は、ぬいぐるみを使うのもよいでしょう。ぬいぐるみも、なにを言っても文句は言いません。ひとりごとのようですが、ぬいぐるみに語りかけるとリラックスできます。

感覚過敏がある人は事前に確認を

聴覚や嗅覚、触覚などの感覚面に特性がある人は、ペットを飼うことが感覚的にストレスになってしまうケースがあります。

ペットの見た目は好きでも、鳴き声やにおいに苦痛を感じたり、さわったときの感覚が苦手だったりするのです。

家にペットを迎え入れてからそのことがわかると、あとが大変です。ペットショップなどで事前にペットとふれあい、自分の感覚を確認しておきましょう。

対応5 生活習慣

ファッションには家族の意見を求める

場に応じたファッションを選ぶのも、苦手なことのひとつです。家族の意見を聞き、調整しましょう。

ファッションは考えてもわからないこと

ファッションも会話と同じように、場に合わせて調整しなければいけないものです。正解があるようなないような、曖昧なもので、アスペルガー症候群の人には理解しがたいテーマでしょう。

服そのものの機能と、服の社会的な意味合いは異なるわけですが、それがアスペルガー症候群の人にはなかなかわかりません。

自分で考えてもわからないことなので、家族や友達に聞いてください。聞いて覚えて、法則を一つひとつ身につけましょう。ファッションのルールを、自分で少しずつ形にしていくのです。

ねらい　社会性を家族に補ってもらう

年齢が上がり、見た目は大人っぽくなっていく。身体的には大人になる

服装や身につけるもの、しぐさなどは、年齢相応に成熟していかない

年齢や目的に合わせて身なりを整えるのは、アスペルガー症候群の人にはなかなか難しいでしょう。家族にたずねて、適切なファッションを教えてもらってください。社会性の乏しさを、家族に補ってもらうのです。

ヒント　流行は友達に質問する

基本的なルールやマナー、自分の体型とのフィット感などは親に聞けますが、若い世代で流行していることまでは、親にはなかなか聞けません。流行については、きょうだいや友達に聞いてみましょう。

親には、流行に左右されない基本的なことを聞く

↕ 知りたい内容によって、聞く相手を変える

友達やきょうだいには、流行や学校のルールなどを聞く

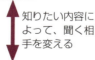

対応 家族が変だと言ったら着替える

服装を選んだら、常識から大きくはずれたものになっていないかどうか、家族に聞いてみましょう。家族から変だと言われたら、そのわけを聞き、適切なものに着替えます。慣れてきたら、不安なときだけ聞くようにしていきます。

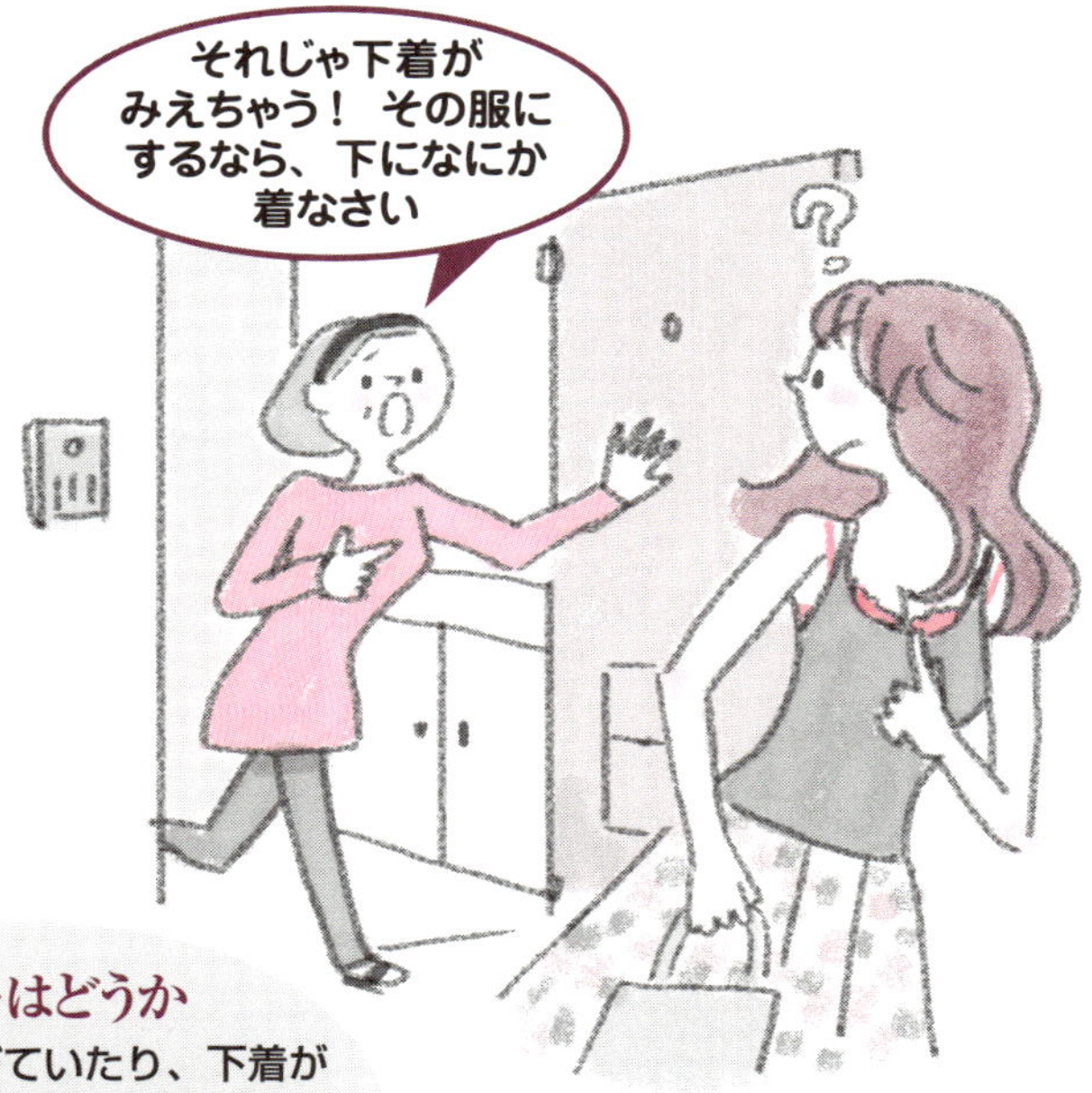
それじゃ下着がみえちゃう！ その服にするなら、下になにか着なさい

年齢相応か

子どもの頃の服装に慣れているため、大人になっても子どもっぽい格好をしがち。年齢に合った服装を教えてもらう

マナーはどうか

胸元があきすぎていたり、下着がみえたりしていても、気にせず外出してしまう人がいる。注意点を家族に聞く

「下着をみせない」というような基本的なマナーを教わる。自分の着こなしに○×をつけてもらう

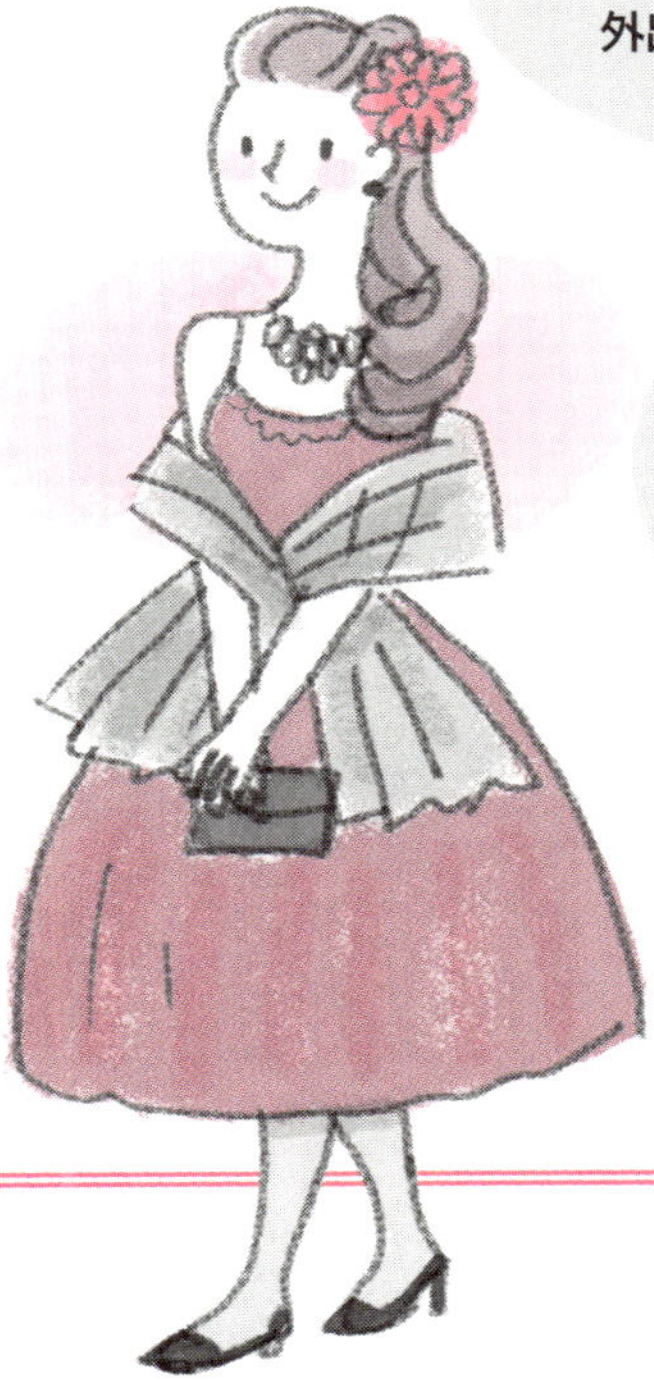

場や相手に合っているか

TPO に応じて、服装を調整する意識がなかなかもてない。普段着でパーティに行くなどのトラブルがある

フォーマルな服装と日常の服装の違いを聞く。結婚式などに招かれたときは、服を選んでもらう

季節感はあるか

感覚面のかたよりがある人には、冬でも薄着ですごすなど、季節感のない行動がみられる。家族から注意されたら、調整を考える

対応
6
生活習慣

むだ毛のケアなどをマニュアルで覚える

女性は思春期から成人期にかけて、化粧など女性特有の生活習慣を身につけていきます。これが難しい人は、マニュアルをつくって覚えましょう。

ねらい　自力では難しいことを工夫して覚える

化粧やむだ毛のケアなどの生活習慣が、自分ひとりではなかなか身につきません。そもそも必要性を感じていない場合もあります。まわりの人に相談したり、マニュアルをつくったりして、覚えましょう。

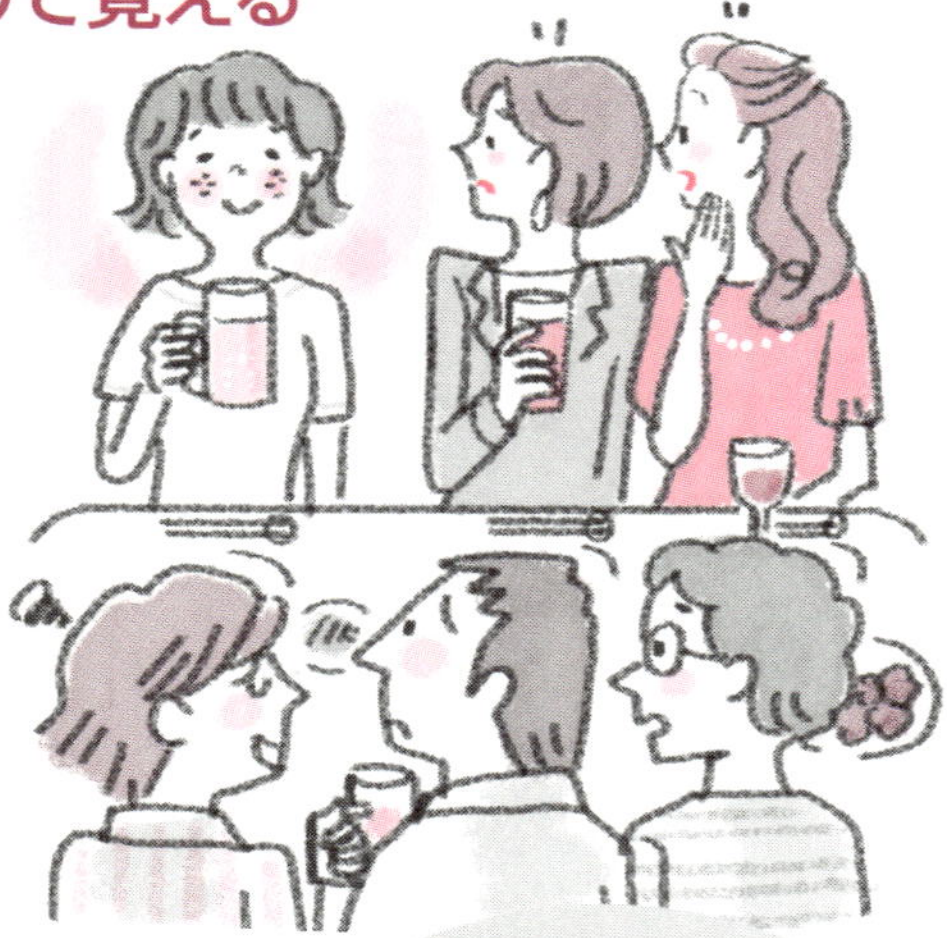

社会人になっても、化粧をしない。まわりには「ちょっと変わった人」だと思われてしまう

運動能力的に難しい

運動面や感覚面のかたよりがあるために、化粧やむだ毛のケアなどの作業が苦手な人もいる

必要性を感じにくい

食事や睡眠のように不可欠な習慣でないことには、必要性を感じにくい。納得できなければ家族に相談を

料理のレシピのように手順で覚えていく

アスペルガー症候群の人は、人目を意識しない傾向があります。化粧やむだ毛のケアのように、見た目を整える生活習慣には、必要性を感じにくいようです。

家族から注意され、とりくむようになっても、そもそも意味が理解できていないため、うまく化粧ができなかったりします。誰になにをみせるための作業なのか、よくわからないのです。

必要な作業をこなせるように、マニュアルを用意しましょう。手順にそって作業することは、難しくありません。それと合わせて、家族や友達に意味を教わり、理解を深めていくとよいでしょう。

対応　手順表などのマニュアルを使う

　覚えたいことの手順表をつくり、それをマニュアルとして練習してみましょう。自分でゼロからつくらなくても、本やインターネットなどに掲載されています。マニュアル通りに実践して、家族や友達に結果を確認してもらいます。

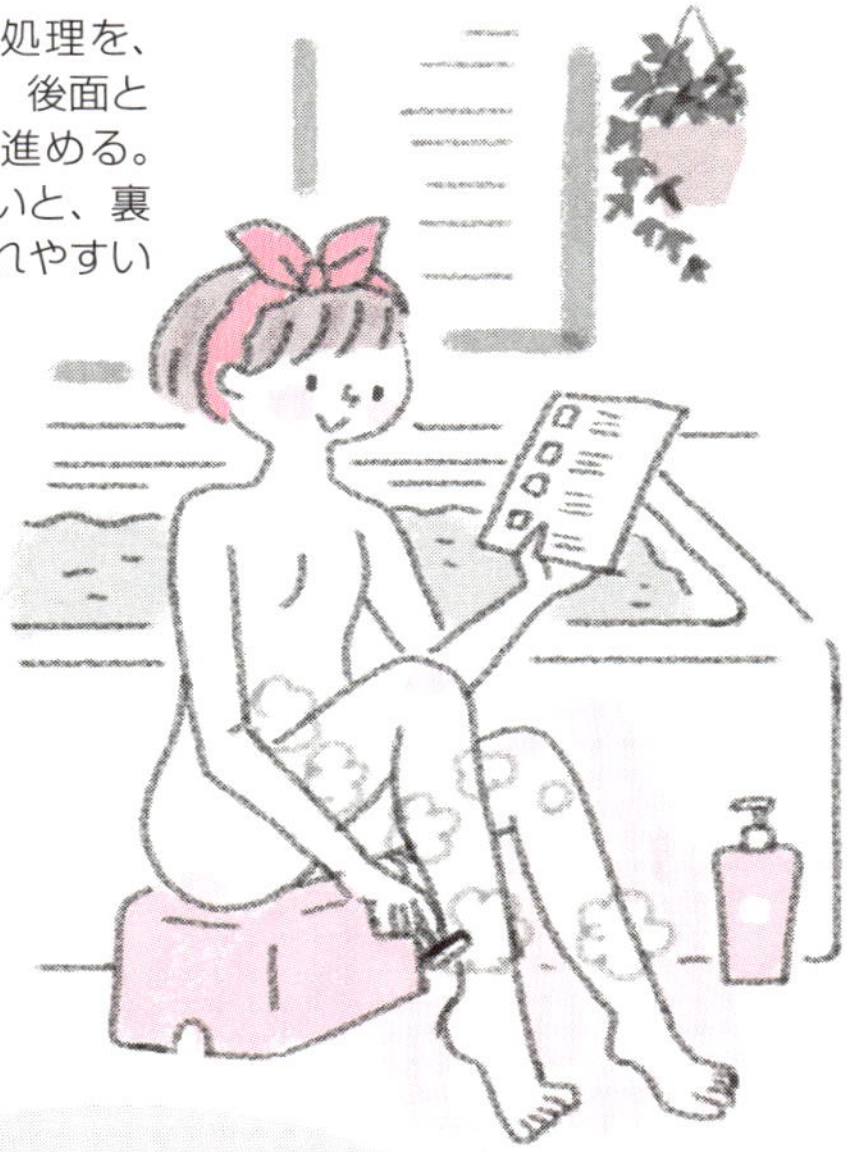

足のむだ毛処理を、前面、側面、後面と順を追って進める。手順表がないと、裏側などを忘れやすい

マニュアルを用意する
本や雑誌などで身だしなみのマニュアルを手に入れる。インターネットで「化粧 手順」などの検索をしてもよい

役に立つマニュアルの例

- 化粧の手順、必要な化粧品の一覧
- むだ毛の処理、処理後のチェック
- 持ち物のチェックリスト
- 生理のケア、生理用品の選び方
（93ページ参照）

マニュアル通りに作業
手順にそって実践してみる。うまくできないところは家族や友達に相談。１回で成功するのは難しいので、何度か挑戦する

ヒント　鏡を使って体の感覚を整える

　運動面の特性がある人は、身体感覚が整っていない場合があります。顔や手足など、思ったところにピンポイントでケアができないときは、鏡をみながら作業しましょう。作業を反復しているうちに、身体感覚が徐々に整ってきます。

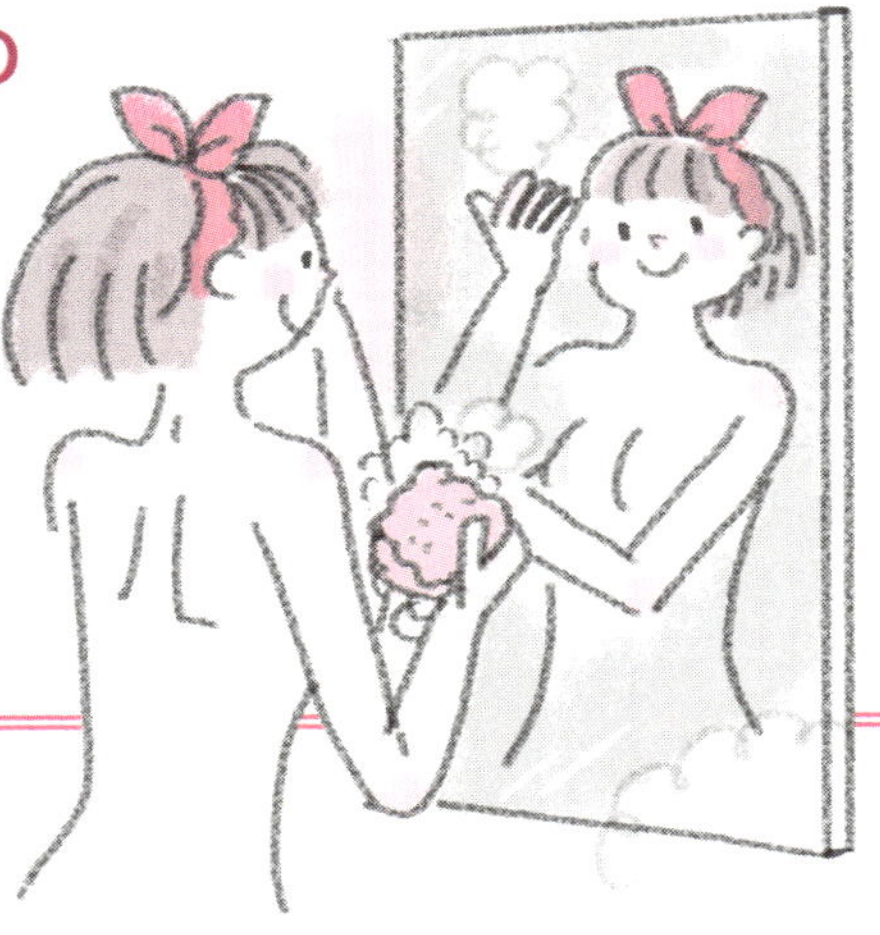

入浴時に全身を洗うのが苦手だという人もいる。手足や背中などは鏡をみながら洗うとよい

対応
7
生活習慣

人に合わせるために タイマーを活用する

集団行動が苦手なことの一因に、時間の考え方のかたよりがあります。家族と相談したり、タイマーを使ったりして、時間の感覚を整えましょう。

ねらい 時間を目でみて理解する

時間に対する理解がかたよりがちです。よくあるトラブルが、待ち合わせ時刻をぴったり守ろうとすること。反対に、時間の長さを感覚的に理解できず、遅刻することもあります。時間を目にみえる形にして、そのようなトラブルを防ぎます。

時刻へのこだわりや、時間の感覚を見直す

時刻の正確性に強いこだわりがある場合には、認識を変える必要があります。

日常的に、時刻を一分一秒まで合わせて行動することはほとんどありません。通常は、指定時刻より前に必要な行動ができれば十分なはずです。

家族や友達とも話し合って、時刻に対する考え方を見直してみてください。

時間の感覚をもちにくいことには、タイマーを使って対応します。時間を視覚的に理解することで、トラブルを減らし、感覚を徐々に身につけていきます。

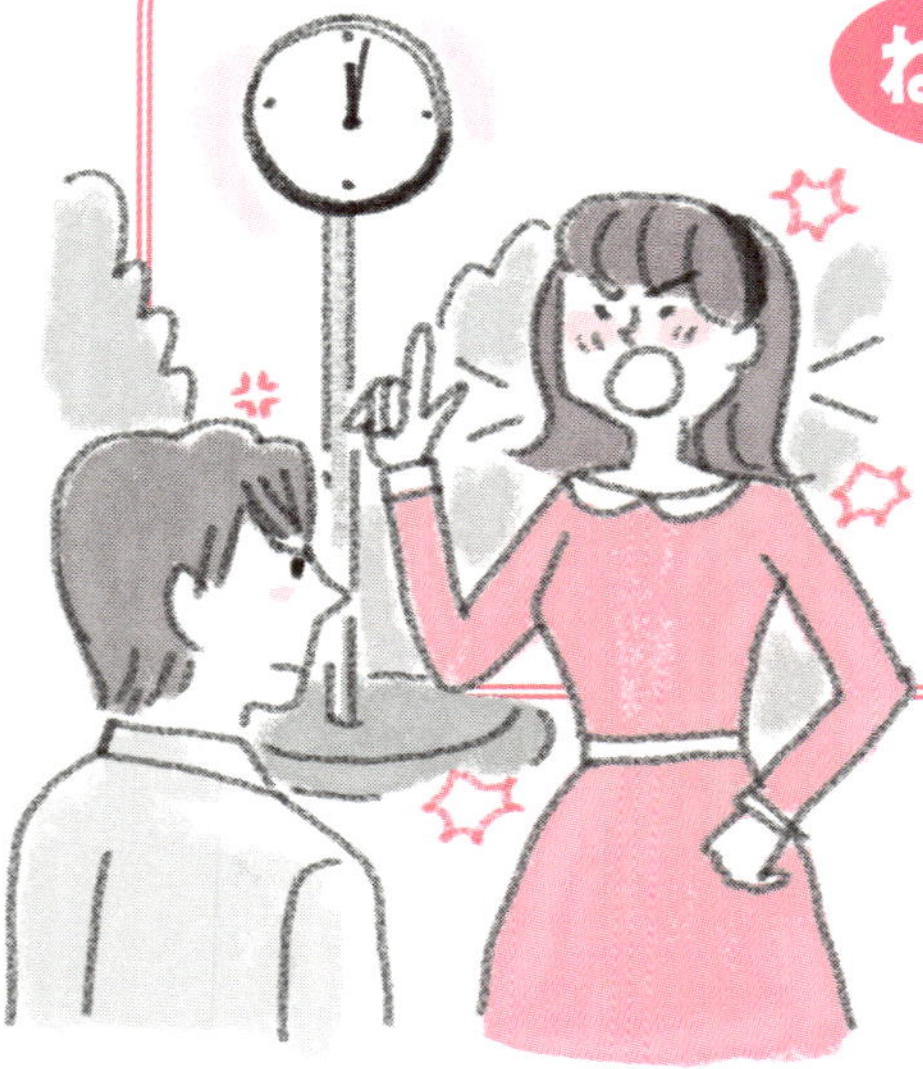

待ち合わせの相手が少しでも遅れると、怒り出す。非常識な怒り方になり、相手もムッとしてしまう

ヒント

カレンダーや新聞を活用する

タイマー以外にも活用できる道具があります。カレンダーや手帳では、週や月、年の長さをみて理解できます。新聞は、テレビ欄が役立ちます。テレビ番組の話をしながら、時間の長さを説明できるのです。子どもに向いています。

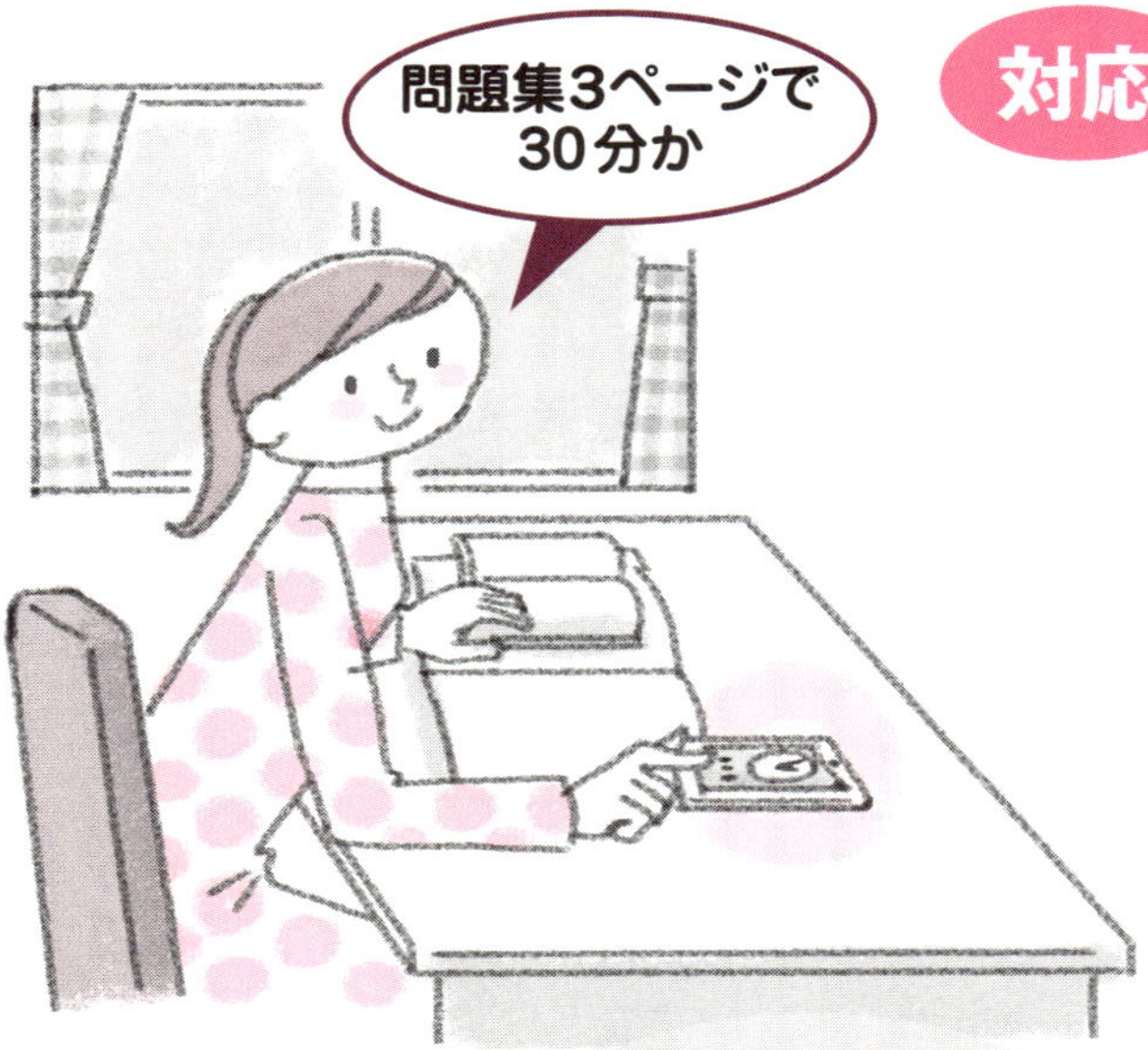

対応 タイマーを持ち歩き、ときどき確認する

時間の感覚がわかるタイマーを持ち歩いて、ときどき時間を確認しましょう。予定の時刻までの残り時間を視覚的に理解して、時間の感覚を身につけます。また、約束した時刻の前後15分を許容範囲として、それをタイマーで表示するのもよい方法です。

タイマーを用意する
砂時計のように、
時間が経過するごとに見た目が
変化するタイマーがよい。
スマートフォンのアプリ
でも手に入る

持ち歩いて使う
タイマーを持ち歩く。時刻の
正確性が気になったり、時間の
経過がわからなくなったり
したら、みて確認する

15分や30分の感覚が身についてくれば、その倍を意識することで、長い時間の感覚もできていく

ADHDの人とはタイマーの使い方が違う

ADHDでも、生活にタイマーを活用することがよくすすめられます。しかしADHDの場合、アスペルガー症候群の人とはタイマーの使い方が異なります。

時間の概念がわからないというよりも、予定を入れすぎたり、用事を忘れたりするトラブルが多いため、タイマーをアラームとして使います。

携帯電話やパソコンなどにアラームをセットしたり、一日の予定が自動的に表示されるようにして、不注意の特性を補うのです。

設定時刻に
音が鳴るタイプの
タイマーを用意する

アラームとして
使用。スマートフォンも
活用する

対応
8
体調不良

通院し、薬も使って生活リズムを直す

体調不良が慢性化すると、アスペルガー症候群に対応するのも困難になります。睡眠障害などを治療し、生活リズムや心身の状態を立て直しましょう。

治療を受けなければ治らないこともある

疲労感や腹痛、不眠症などの症状があっても、軽症であれば、経過をみているうちに回復することもあります。しかしそれが悪化し、慢性化したときには、治療を受けたほうがよいでしょう。

とくに不眠症は、寝付きの悪さから寝起きの悪さ、一日のだるさへと、症状が広がりがちです。生活リズムがくずれ、昼夜逆転状態になってしまうこともあります。

生活改善が必要ですが、その際に薬を使ったほうが、より確実な回復が見込めます。

体調不良に苦しんでいる人は、通院して治療を受け、悪化・慢性化を防いでください。

ねらい　睡眠障害は根本的に治す

睡眠障害やめまいなどの症状は、つらくなったら薬を出してもらうという対応では、ズルズルと慢性化しがちです。治療を受けると同時に生活改善にもとりくんで、根本的に治しましょう。

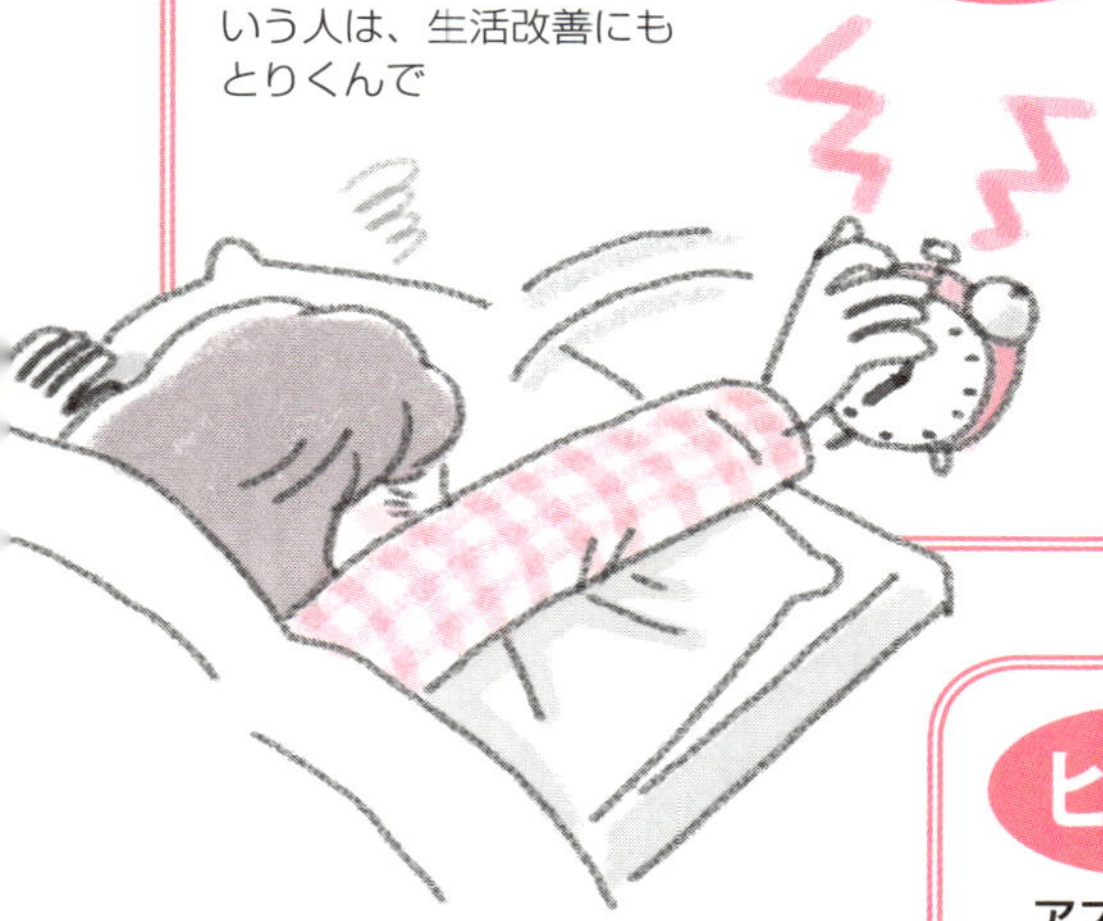

ときおり睡眠薬を使ってはいるが、慢性的に寝不足で、寝起きがつらいという人は、生活改善にもとりくんで

ヒント　優先順位をつける

アスペルガーの人はものごとに優先順位をつけ、計画的に行動することが苦手です。「睡眠をとること」と「趣味の映画鑑賞」の重要度を比べられず、深夜に映画をみてしまったりします。生活習慣に優先順位をつけるのも、ひとつの対応法です。

日記を書く時間帯を決めておくと、それも生活リズムのひとつの基準になる

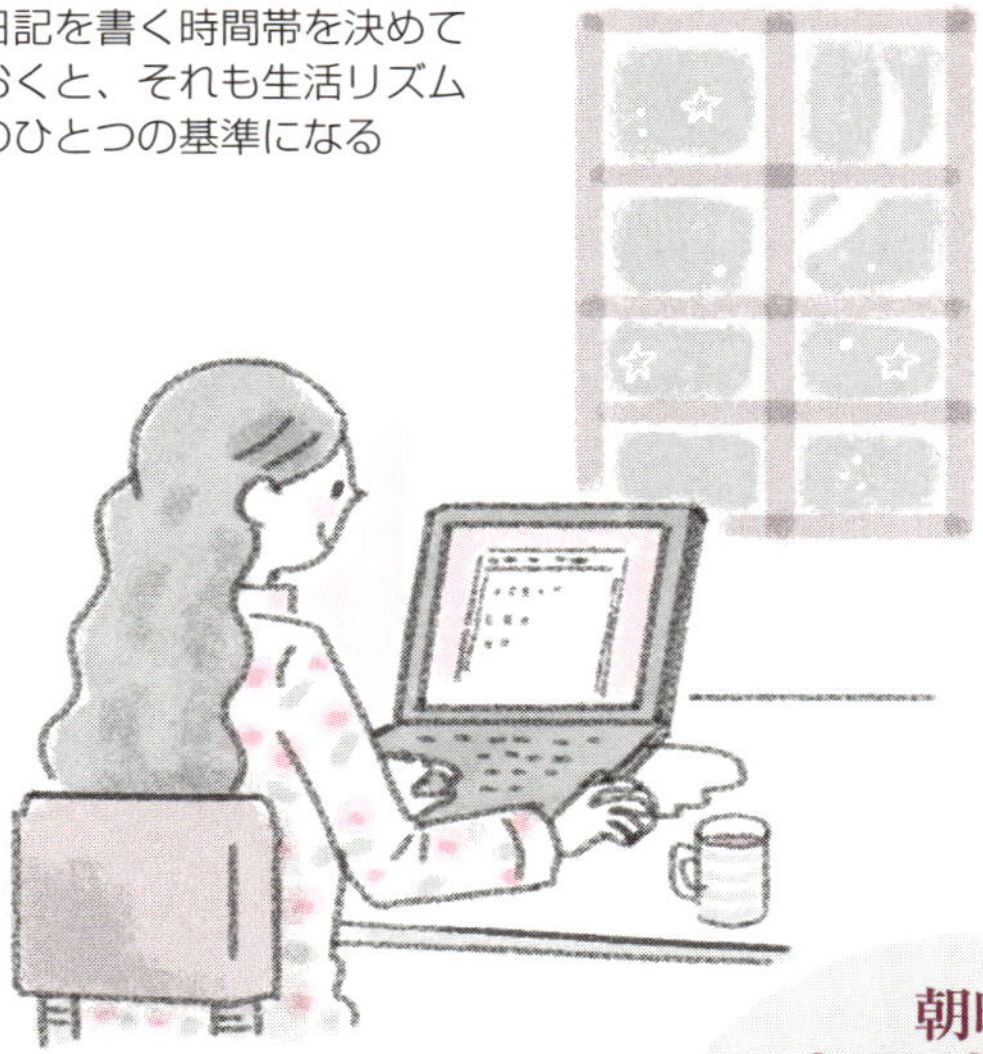

対応　生活改善にとりくみ、治療も受ける

つらい症状を薬や治療で緩和しながら、生活改善にもとりくみます。とくに重要なのが、生活リズムの安定です。毎日一定の時間、眠れるようになり、1日3食がしっかりとれるようになると、各種症状は起こりにくくなっていきます。

薬物療法

不眠で苦しい場合など、症状が強いときには薬を出してもらう。しかし、薬だけに頼らないように心がける

日記をつける

生活改善は少しずつ進めていくもの。目標を立て、日記をつけながらとりくむと、変化を実感しやすい

朝晩のすごし方を変える

朝は活動的にすごし、夜はよく休息をとるようにすると、1日の生活リズムが安定しやすくなる

認知行動療法

「朝が苦手」だと思いこむと、改善が難しくなる。考えを見直すための認知行動療法を受けることも、効果がある

状態が悪ければ入院も考える

一定の治療を受けても睡眠障害が治らないときや、拒食症が重症化しているときなどには、入院治療が検討されます。

入院治療というと、重病のように思えるかもしれませんが、入院の主な目的は、環境を変えることです。自宅での生活習慣がなかなか変えられず、睡眠や食事などの習慣が直らないときに、入院して環境を変え、根本的な改善をはかるのです。

医師から入院をすすめられることがあっても、悲観的にとらず、その目的をくわしく聞いてみてください。

入院を考慮する例

- ひとり暮らしで睡眠障害が治りにくい
- 自宅ではゲームをして寝不足になりがち
- 摂食障害で体力低下がいちじるしい
- 抑うつ的で自傷行為がみられる

対応
9
体調不良

ひとりになって休める時間をつくる

アスペルガー症候群の人は、休むことが下手です。よくも悪くも真面目で、がんばりすぎてしまいます。ひとりになり、休息をとることを、習慣にしてください。

ねらい　疲れや痛みに早めに対処する

アスペルガー症候群の人のなかには、疲れや痛みを感じにくく、体が疲れているのに、勉強や仕事をがんばってしまう人がいます。その結果、体調不良になるのです。こまめに休憩をとるようにしましょう。

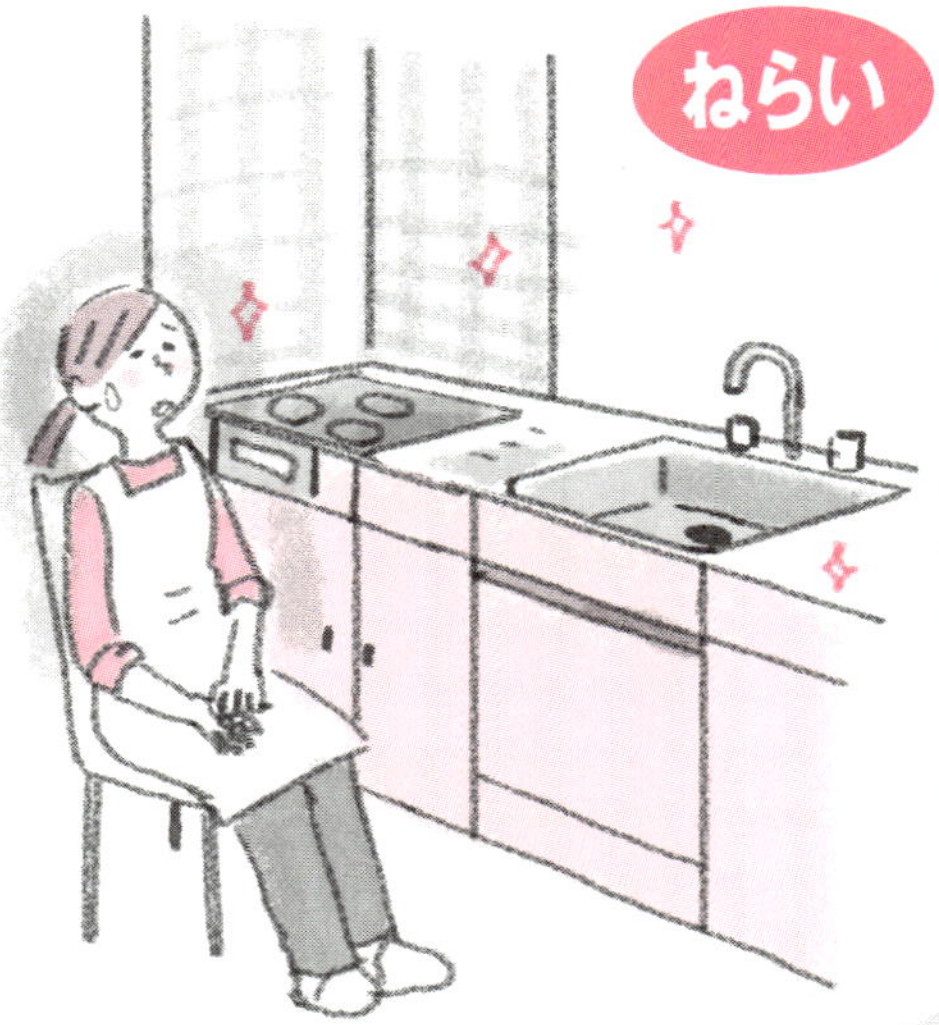

「キッチンの大掃除」にとりくむと、疲れてきても、終わるまでがんばってしまう

疲れや痛みを感じにくい

脳機能障害のひとつの特徴として、疲れや痛みを感じにくいことがある。作業に没頭していると、疲れに気づかなかったりする

真面目にがんばりすぎる

目標や決まりをもうけると、それを守ろうとして必死にがんばる。妥協することが苦手で、疲れをためてしまう

ひとりの時間に心を回復させる

アスペルガー症候群の人にとって、人間関係のなかで生きていくのは、ほかの人が想像している以上につらく、過酷で、疲れのたまることです。

しかし、いまの社会で人をさけて生きていくことは、まずできません。勉強をするにも、仕事をするにも、何人もの人と関わることが必要です。

日々の生活のなかで疲れがたまりますから、よく休むようにしてください。アスペルガー症候群の人は自分の疲れに気づきにくいため、休もうと意識するだけでなく、規則的に休む決まりをつくったほうがよいでしょう。

対応 自分なりの休み方を確立する

疲れに早めに気づき、臨機応変に休みをとるというのは、アスペルガー症候群の人には難しいことです。柔軟に休もうとするよりも、規則的に休む習慣をつけるほうが得意でしょう。

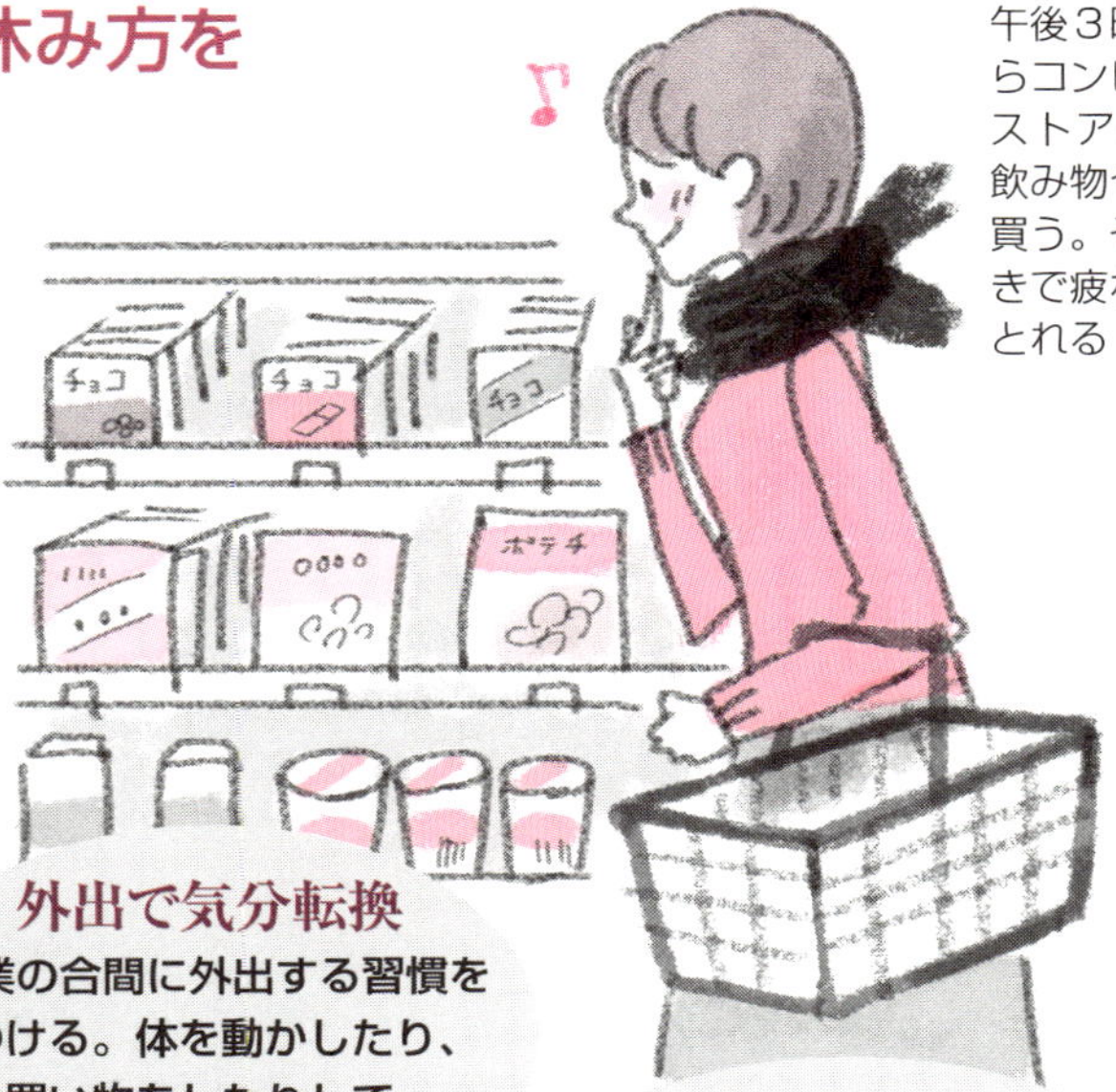

午後3時になったらコンビニエンスストアに行って、飲み物やお菓子を買う。そのひとときで疲れや緊張がとれる

休憩時刻を決める

1日のなかで、休憩をとる時刻を決めておく。午前10時、午後3時などに決め、食事休憩と合わせて2～3時間おきに休むとよい

外出で気分転換

作業の合間に外出する習慣をつける。体を動かしたり、買い物をしたりして、気分転換をする

ストレッチをする

ひとつ作業が終わったら、ストレッチや深呼吸をする習慣をつける。体をほぐすだけでも休憩になる

趣味に没頭する

勉強や仕事などが終わったら、趣味に没頭する。気づかないうちにたまっていたストレスが解消していく

ヒント 自己チェック法を確立する

休む習慣をつけるとともに、疲れや痛みを察知するための自己チェック法もつくっていきましょう。食事や睡眠などに平常時と違う様子がみられたら、疲れや痛み、ストレスがあると判断します。自分が察知しやすい方法を探してみてください。

- 食事の量を記録する。量が極端に減ったり増えたりしたら休む
- 睡眠時間の変化から、疲れやストレスを感じとる
- ジョギングや水泳などの運動を習慣にして、その変化で疲れや痛みをはかる
- 仕事や趣味の活動が平常時ほどできないときに、疲れや痛みを察知する

対応
10
感覚面

感じ方の違いはまわりにわかってもらう

生活上の悩みのなかで、生活改善や治療でもなかなか対処しきれないのが、感覚面の問題です。これは無理に対処しようとせず、まわりに理解を求めましょう。

感覚面の特性には対処しきれない

感覚過敏や感覚の鈍麻を生活改善で解消することは難しいでしょう。自分が特性をよく理解し、それを周囲に伝え、理解を得るという方法をとるのが現実的です。

ほかには治療法として、感覚統合療法を受ければ、生活上の困難を軽減することができます。専門家の指導のもとで、感覚面のかたよりを緩和するという方法です。

しかしそれでも、根本的な解消にはなりません。やはり、周囲に理解してもらうことは必要です。

少なくとも、理解してもらっていれば、感じ方の違いで苦しんだときに「わがまま」「言い訳」などと誤解されることは減ります。

出先で苦手なことを強要されると、外出することがこわくなり、ひきこもってしまう場合もある

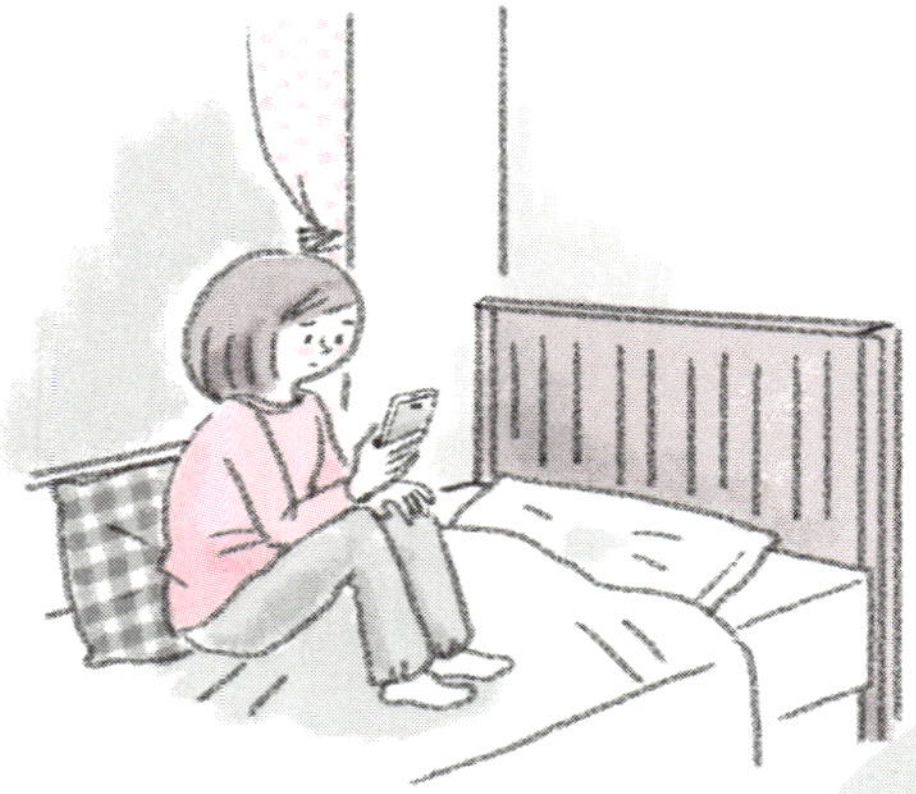

ねらい　感覚面の問題はがまんしない

感覚の過敏性や鈍麻は、努力で解消できるものではありません。また、何度も経験すれば慣れるというものでもないのです。がまんしたり、克服したりしようとせず、つらい思いをしないように、環境調整をしたり、配慮を求めたりしてください。

感覚統合の障害がある

体に入ってくる感覚情報を、適切に認識できない人がいる。小さな物音を不快に感じたりする

がまんしていると悪化する

物音をくり返し聞いても、感覚面の特性はなくならない。ストレスがたまり、苦手意識が強くなる

対応　特性をまわりに伝える

　感じ方の違いは、わがままではなく、アスペルガー症候群の特性であることを、周囲に伝えましょう。家族や友達など、親しい人だけでもかまいません。理解してもらい、できれば配慮もしてもらいます。

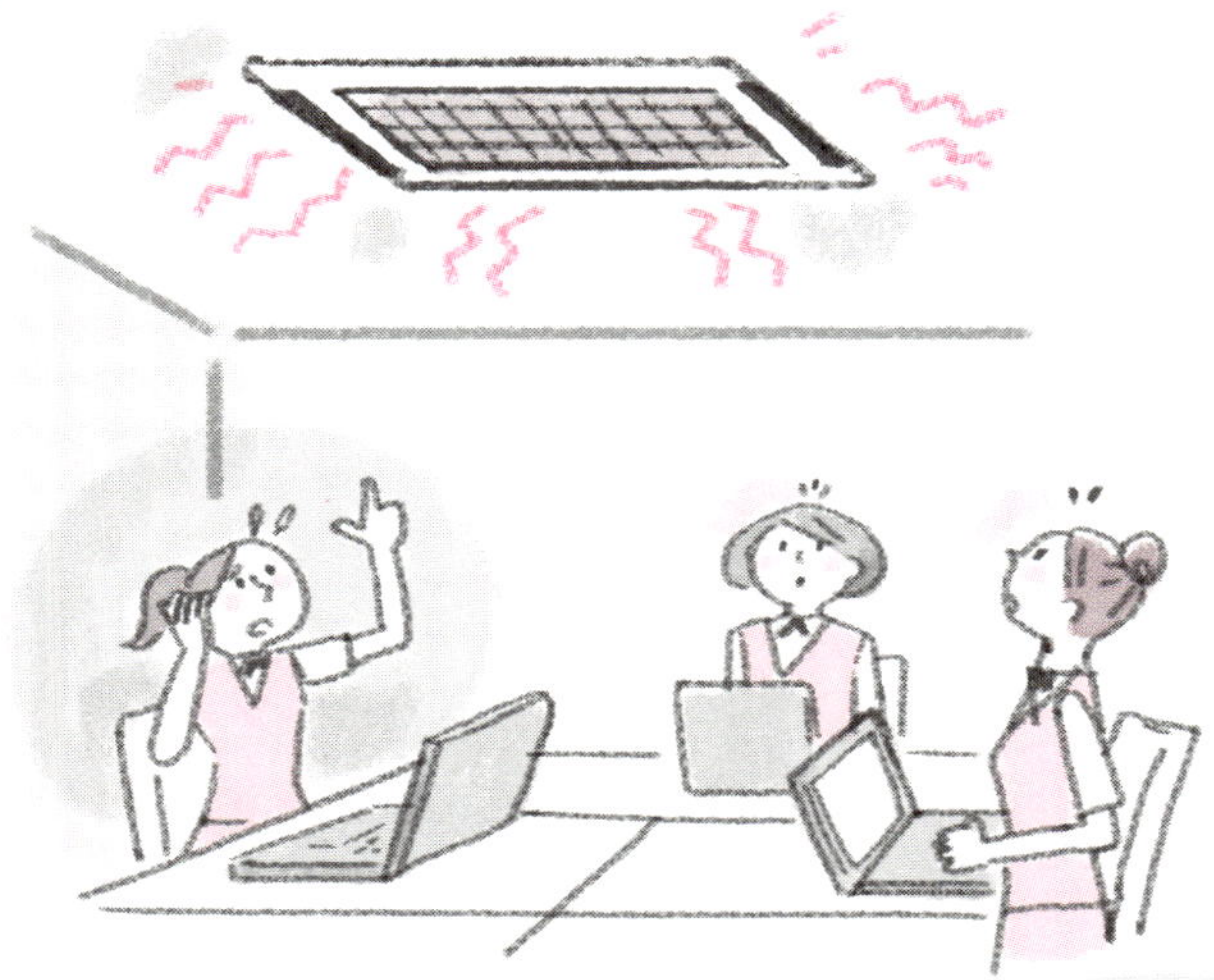

冷暖房などの空調の音が気になって、作業に集中できない人もいる。耳栓を使うか、音が聞こえない席に移らせてもらうとよい

自分の特性を理解する
感覚面の特性は一人ひとり異なる。医師に詳細を聞いて、自分の特性を把握しておく

まわりにも伝える
生活上の困難となっていることだけは、家族や友達などに伝えておく。アスペルガー症候群のことも伝える

できれば配慮もしてもらう
光や音を消してもらう、耳栓(＊)の使用を許してもらう、別室に移動させてもらうなど、実現可能な対策があれば、とってもらう

ヒント　学校や職場に診断書を出す

　学校や職場には、配慮を頼みにくいかもしれません。医師やカウンセラーに相談して、対応法を聞いたり、仲介を頼んだりしてもよいでしょう。場合によっては、医師の診断書をみせて、理解を求めてください。

学校や職場で大きな問題があれば、医師に相談する

診断書を学校や職場に提出。正式に配慮を依頼する

＊雑音を軽減させる「ノイズキャンセリング」機能つきの耳栓やイヤホン、ヘッドホンが役に立ちます。

COLUMN

欧米ではデート、日本では日常が課題に

欧米の書籍ではデートがテーマに

女性のアスペルガー症候群について、欧米の文献を翻訳したものが、何冊かあります。本書もそれらの書籍を参考にして、内容をまとめています。

ただし、翻訳書には欧米の文化が色濃く表れています。主なテーマとして、異性とのデートや、パーティでのふるまいなどを扱っていることが多いのです。

欧米ではデートやパーティが多く、そのなかでの付き合いが、アスペルガー症候群の人にとって、重要な課題となるのでしょう。

日本で問題になるのは女性どうしの関係

しかし、その内容が日本でそのまま参考にできるかというと、そうでもありません。日本にもデートやパーティはありますが、欧米とは頻度も形式も違うでしょう。翻訳された内容を参考に、日本なりの対応にアレンジしていく必要があります。

また、日本で女性を診察していると、日本ではデート以上に、女性どうしの人間関係に悩む人が多いように見受けられます。また、体調不良をうったえる人が多いのも特徴的です。

そこで本書では、翻訳書の内容を参考にしながらも、診療の場で経験してきた日本の女性の悩みにも多くのページを使い、日本向けの解説を心がけました。

欧米での課題	日本での課題
●デートの仕方	●女性どうしの付き合い
●パーティのマナー	●体調不良への対応
●体のケア	●学校や職場への適応

5

さけては通れない、性の問題

女性の場合、社会性の育ちにくさに
早く対処しはじめないと、
異性との付き合い方で大きな失敗を
経験してしまう可能性があります。
女性がどうみられているかを、知っておきましょう。

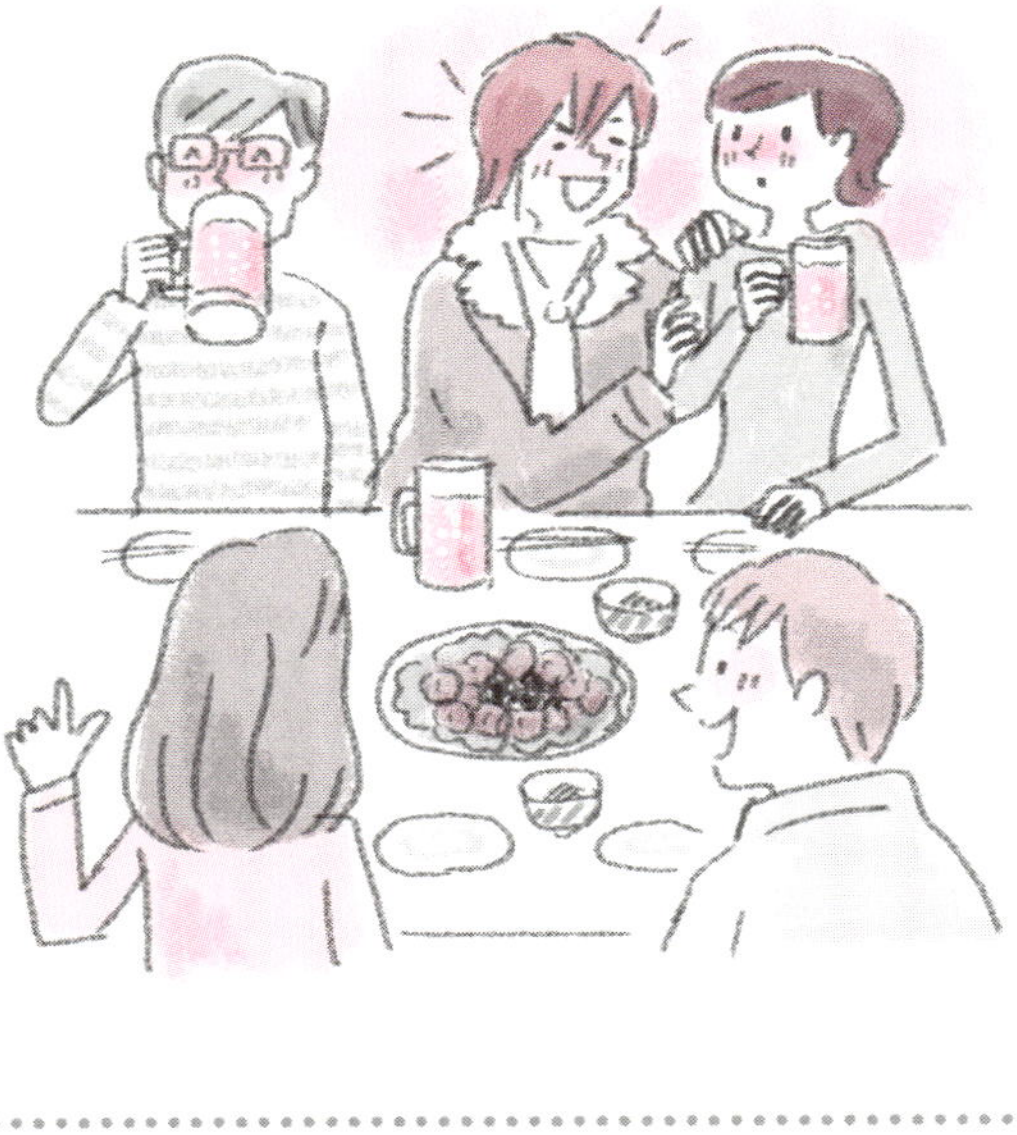

ストーリー❺

母親に恋愛と性の問題を教えてもらった

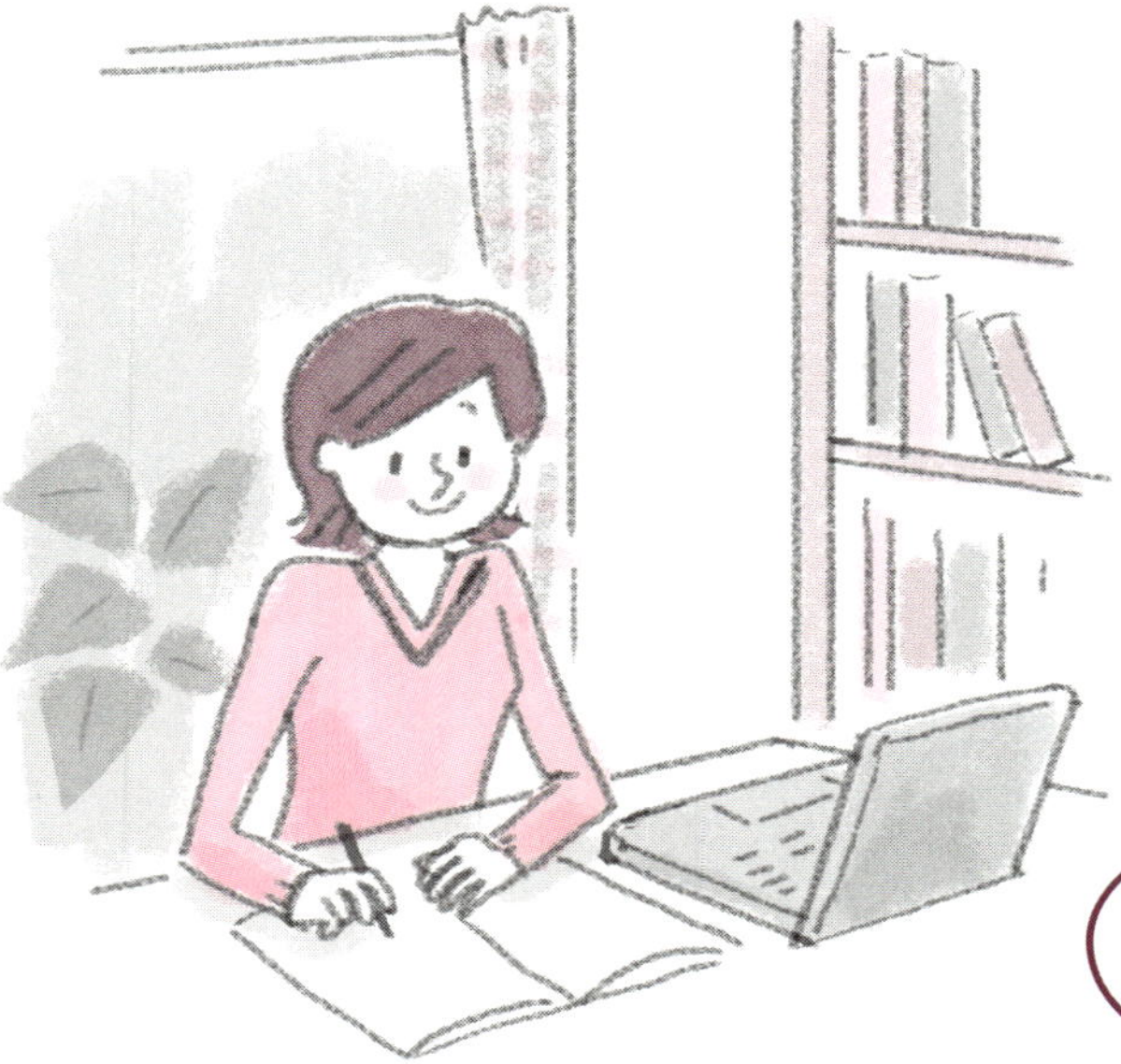

① アスペルガー症候群の診断を受けてから数年がたち、Ａさんは自分のことが少しずつわかってきました。人間関係は苦手でも、知識を身につける力はあることを自覚し、得意分野で勉強をがんばっています。

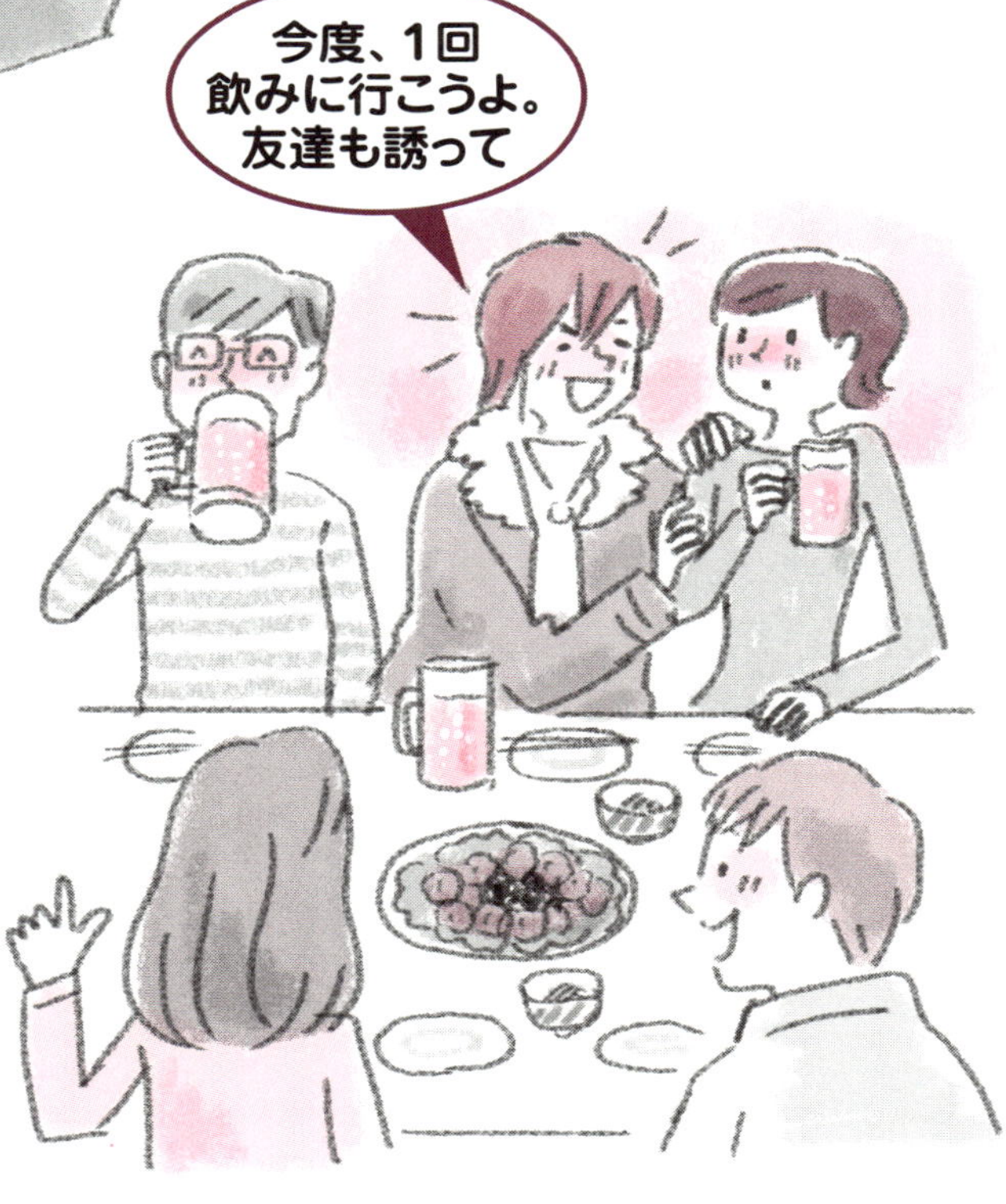

② 自分の特性はわかってきましたが、大学生活を送るなかで、またひとつ悩みがうまれました。男性との恋愛です。授業で知り合った男子学生から遊びに誘われることがありましたが、その対応に悩んでいたのです。

③ 誘いを断って相手を怒らせることや、いっしょに遊びに行って予想外の出来事にあい、自分が傷つくことなどがありました。男性との付き合い方がわからず、Aさんは主治医に相談しました。

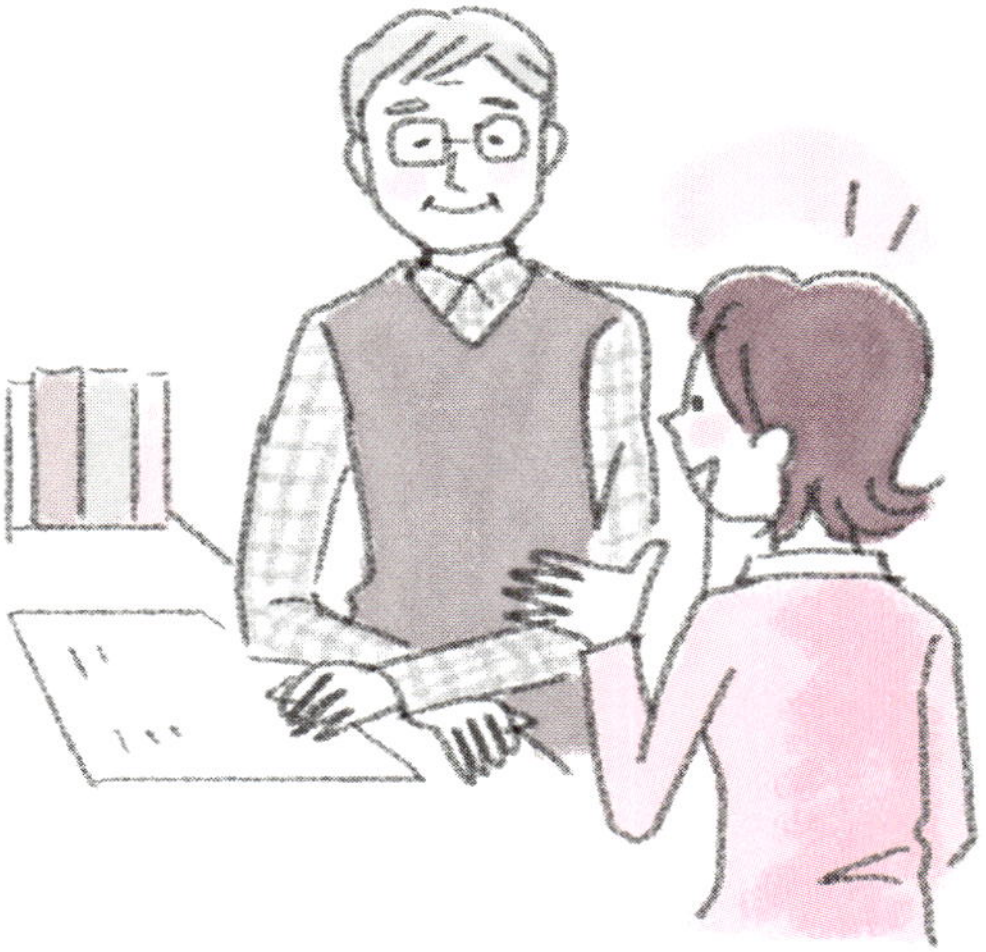

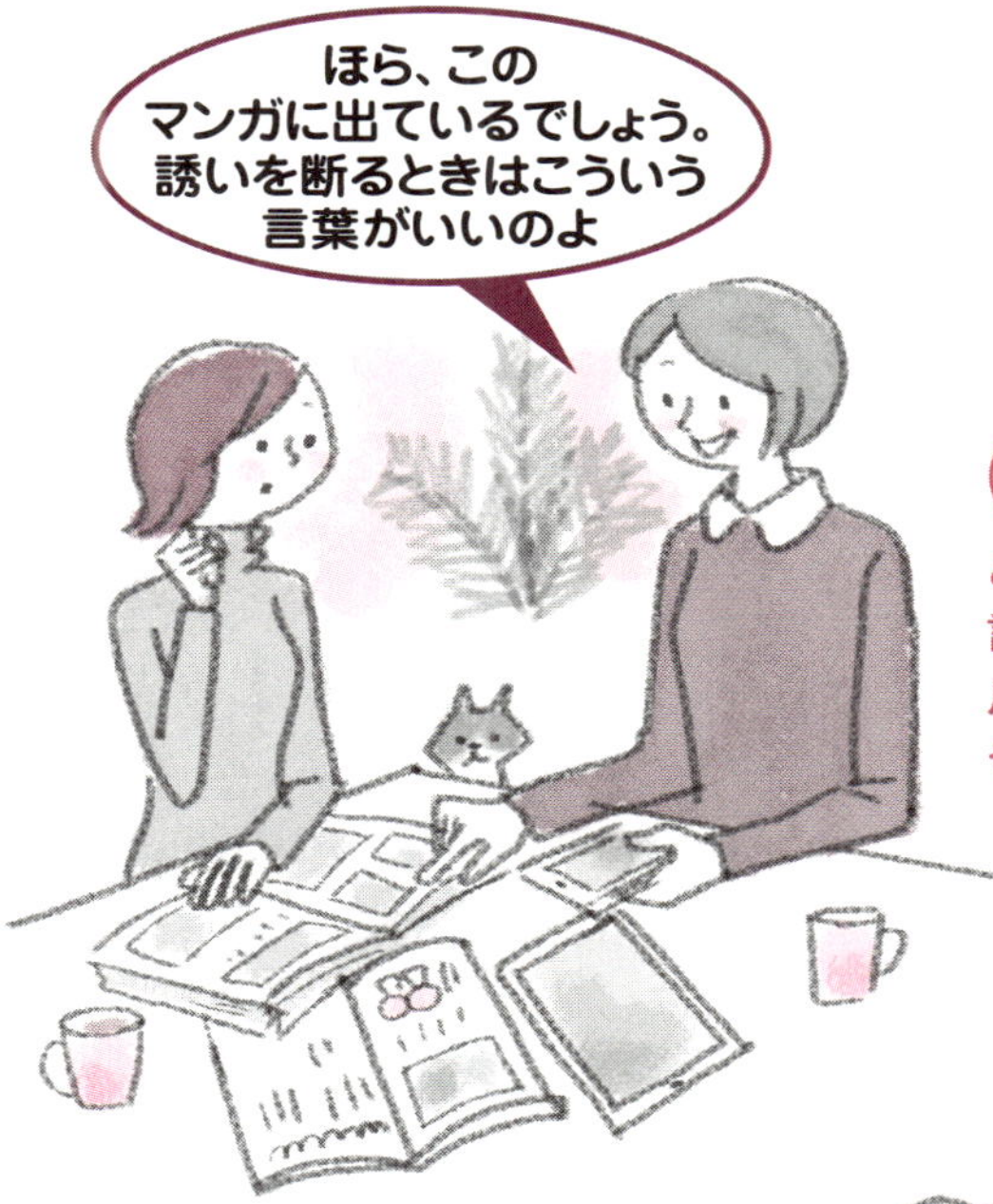
ほら、この
マンガに出ているでしょう。
誘いを断るときはこういう
言葉がいいのよ

④ 主治医は「恋愛も、アスペルガー症候群の人が苦手とすることのひとつ」だと教えてくれました。主治医の助言を受けて、Aさんは恋愛のマナーやルールを母親に聞くようになりました。ドラマやマンガなども参考にしてみました。

⑤ 母親や友達によく相談し、恋愛の悩みも少しずつ、解消していきました。急いで恋人を探そうとはせず、まずは自分のことを理解してくれる男性と、友達として付き合うことからはじめました。

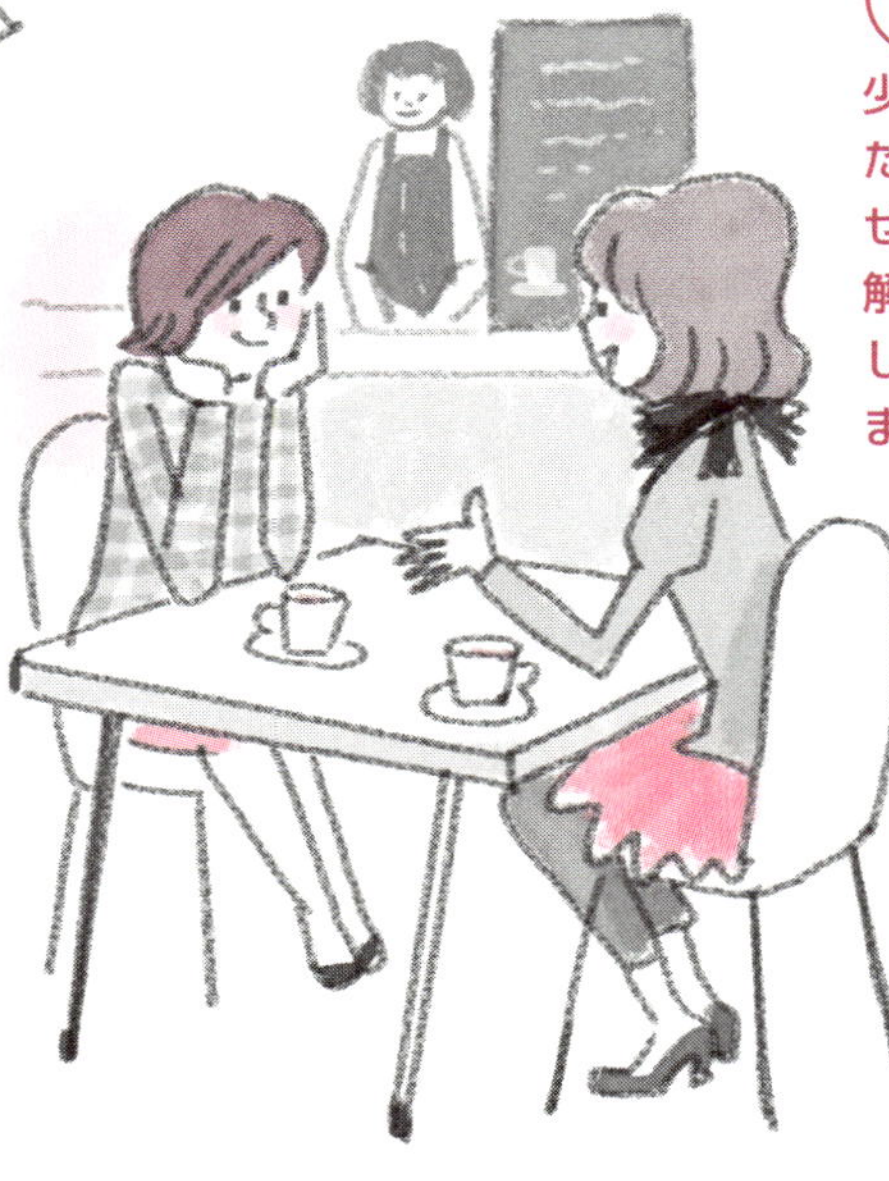

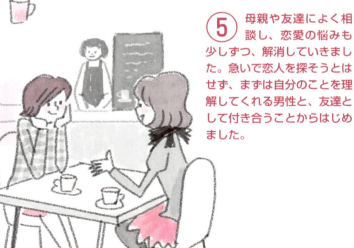

恋愛は、人間関係のなかでもとくに複雑で、難しいもの。Aさんにとって悩みの種でしたが、家族や友達の協力もあり、少しずつ、理解できてきました。無理をしないことで、楽になりました。

対応
11 性の問題

まず、家族全員で性被害の危険性を学ぶ

性の問題として、もっともよく注意しなければならないのは、性被害の危険性です。早めに対策をとらないと、とりかえしのつかないことになる可能性があります。

ねらい 被害を未然に防ぐこと

思春期をむかえたら、世間が若い女性をどのようにみているか、被害をさけるためになにをすべきかを、家族から教えてもらいましょう。被害にあってからでは遅いので、いまとくに悩みがなくても、対応をはじめます。

10代になると、身体的には大人になっていく。周囲もそのようにみている

精神的・社会的には、なかなか大人になれない。体と心にギャップがある

どのような事件が起こっているのか

●仲のよい男友達に関係を迫られる

男友達に「休んでいこう」などと言われ、その意味をよく理解できないままに、関係をもってしまうという例があります。本人には、そんなつもりはないのです。

複数の男性と同じような付き合いをして、性的に奔放な人だと思われてしまう人もいます。

●見知らぬ男性の誘いにのってしまう

初対面の人に誘われ、ただの遊びだと思ってついていき、トラブルになることもあります。

体をさわられても相手の意図がつかめず、されるがままになり、やがてレイプされてしまったという、深刻な事例があります。

レイプなどの被害にあう人がいる

アスペルガー症候群の女の子は、一見、会話ができ、勉強や生活習慣もこなせています。

そのため周囲の人は、人間関係で多少苦しんでいるとしても、ある程度の年齢になったら、基本的には本人にまかせておけばよいだろうと考えがちです。

とくに恋愛や体のケアなど性に関することは、本人まかせにする傾向があります。しかし、そのような、明確になっていないことこそ、アスペルガー症候群の人が理解しにくいテーマなのです。

性の問題に自力でとりくんだ結果、トラブルに巻きこまれ、レイプなどの被害にあう人もいます。

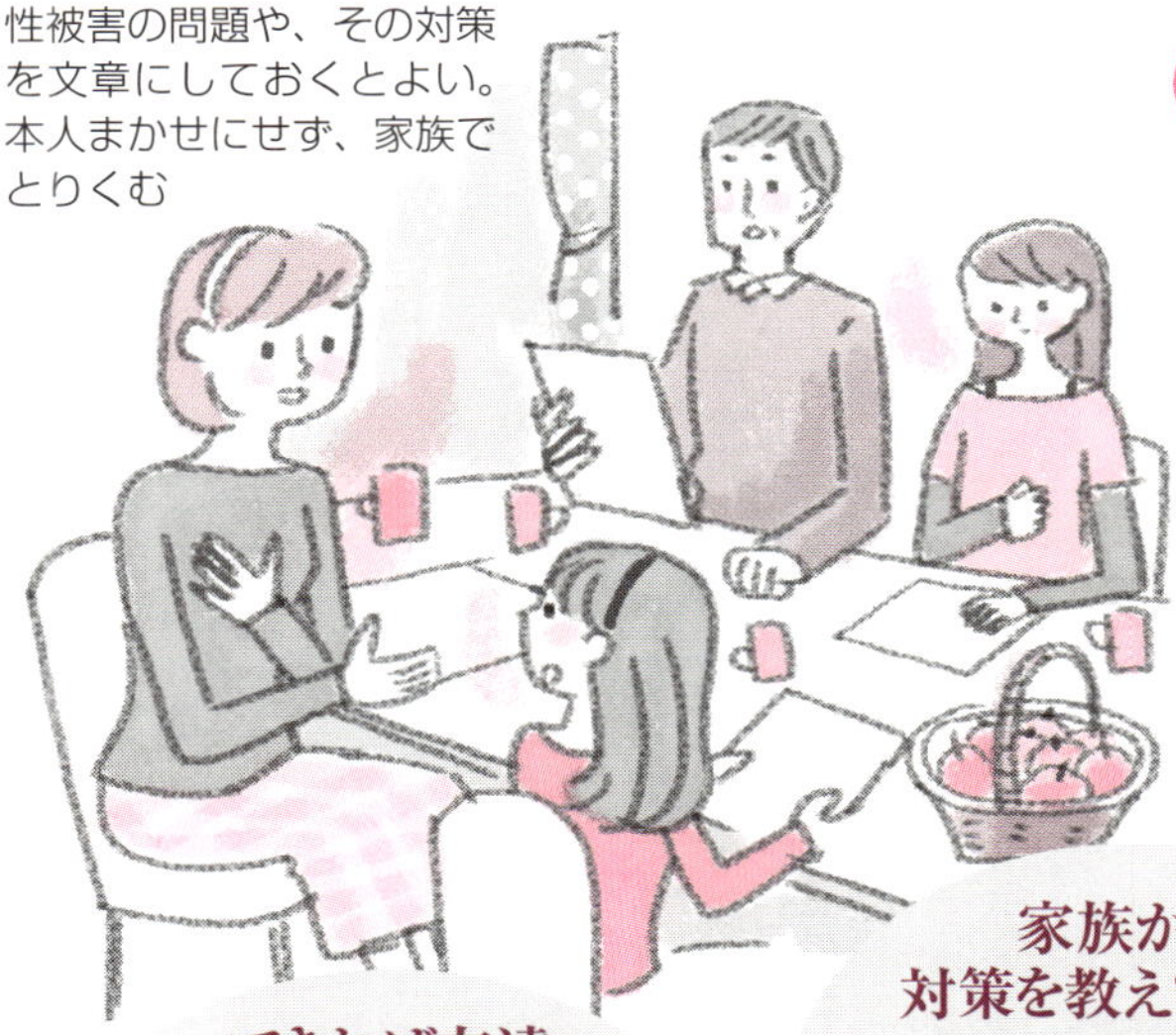

性被害の問題や、その対策を文章にしておくとよい。本人まかせにせず、家族でとりくむ

対応　性被害のこわさを教えてもらう

もしも性被害にあってしまったら、そのときだけでなく、あとにも痛みや恐怖、絶望感などが残ります。そのこわさ、性被害にあいやすいという危険性を、本人も家族も、しっかりと認識してください。それが対策の第一歩です。

家族とともに危険性を学ぶ

本人が自分から学ぶのは難しい場合もあるので、基本的には家族が主体となって、性被害の問題にとりくむ

家族から対策を教えてもらう

被害をさけるための対策として、危険な場所に行かない、誘いを断るなどの方法を具体例を聞きながら教わっておく

できれば友達にも協力してもらう

家族のいないところで対策を実践するのが難しい場合には、仲のよい友達に協力してもらう。変な誘いはいっしょに断ってもらう

わざわざ教えてもらわなくても、対策はわかっているという人は……

ヒント　わかっていることも一応聞く

同じアスペルガー症候群でも、社会性は人それぞれ。なかには性被害のこわさを理解できている人もいます。しかし、それでも意外なところで勘違いをしていたりするもの。念のため、家族と話し合って、間違いがないかどうかを確認しておきましょう。

すでに知っていることだった

あやしい人をさけることはわかっているという場合でも、あやしさの基準がわかっているかどうか、確認する

念のため、詳細を聞いておく

家族に詳細を聞き、自分の理解を確認しておけば安心。明らかにあやしい人ばかりではないことなどがわかる

対応
12
性の問題

仲よくなることとセックスを分けて考える

セックスの意味や社会的な価値をよく理解しないまま、男性と親しく付き合い、気軽に関係をもっている人がときおりいます。

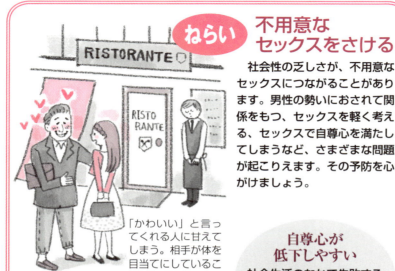

ねらい **不用意なセックスをさける**

社会性の乏しさが、不用意なセックスにつながることがあります。男性の勢いにおされて関係をもつ、セックスを軽く考える、セックスで自尊心を満たしてしまうなど、さまざまな問題が起こりえます。その予防を心がけましょう。

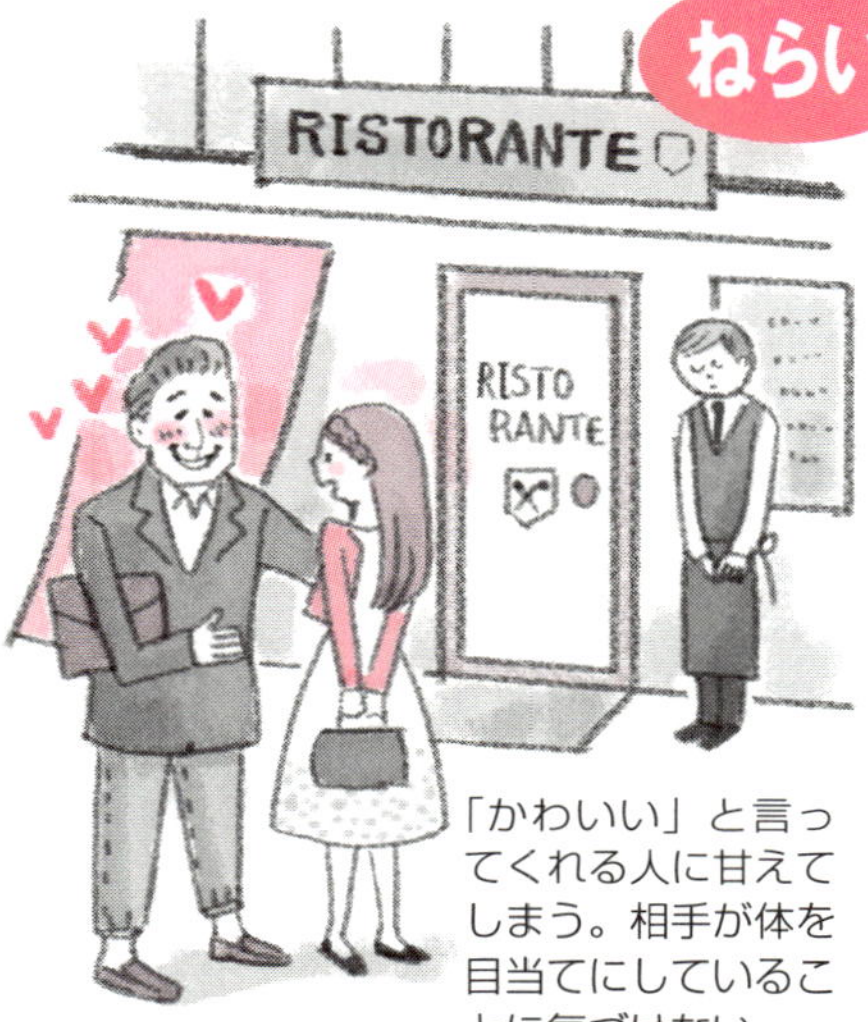

「かわいい」と言ってくれる人に甘えてしまう。相手が体を目当てにしていることに気づけない

自尊心が低下しやすい

社会生活のなかで失敗することが多く、自尊心が低下しやすい。診断がない人はとくに要注意

男女交際で心を満たしがちに

自信を喪失しているときに、ほめてくれる男性がいると頼りにしがち。求められれば体の関係をもってしまうことも

セックスの前に一線を引きたい

アスペルガー症候群の女性のなかには、セックスの意味をとり違えている人がときおりいます。男友達との交流の一環だと考え、会話や食事をともにすることとほとんど同じように、気軽に関係をもっている人がいるのです。

ほかにも、セックスの意味はわかっていても、男性が体を求めてくる気配がわからず、望まないセックスをくり返してしまっている人もいます。

不用意な関係、不本意な関係になって苦しまないように、セックスの意味をよく理解し、仲よくすることとは分けて考える必要があります。

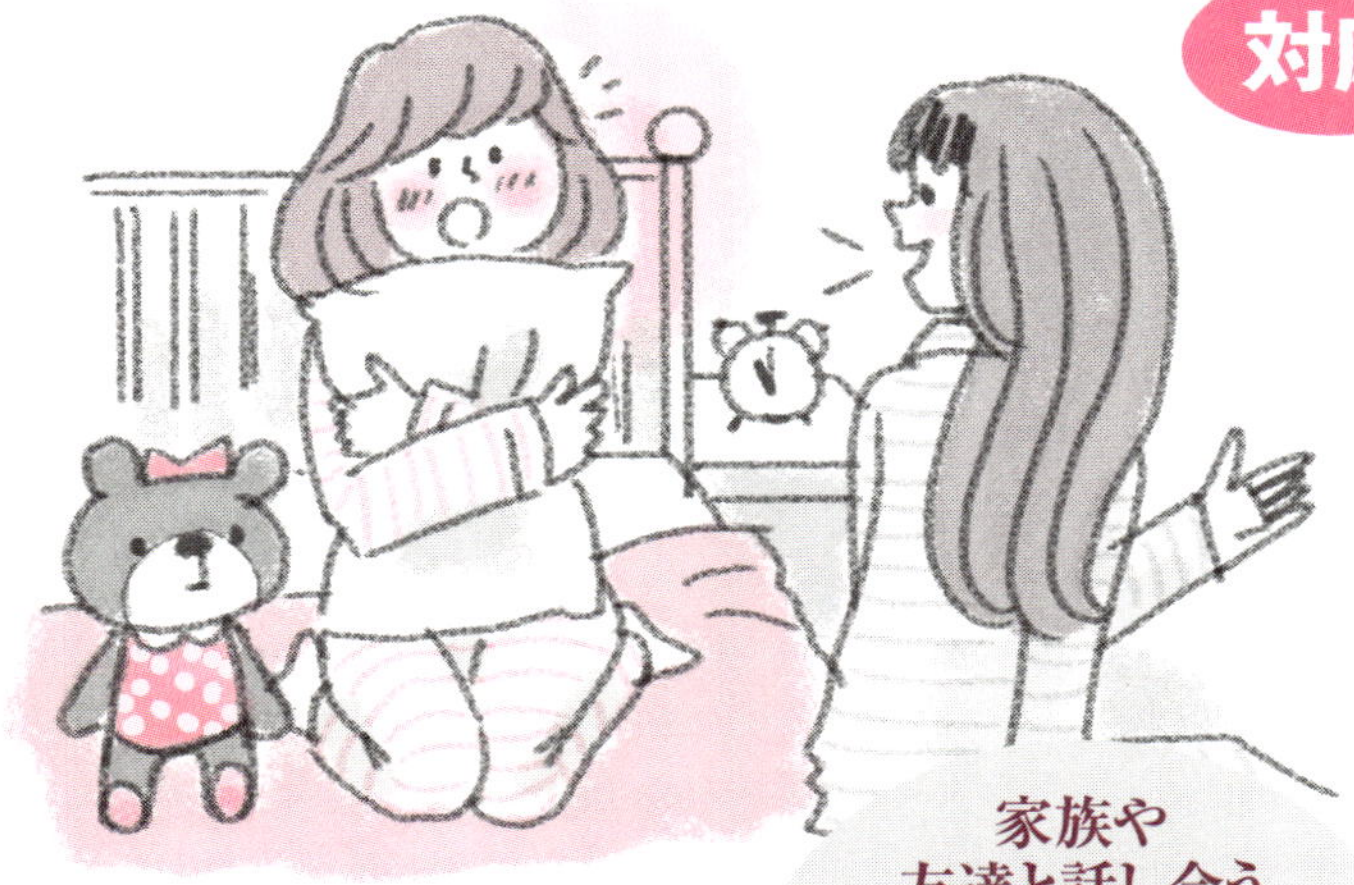

対応　交際とセックスの違いを理解する

親しく交際することと、セックスをすることを、ほとんど区別していない人がいます。価値観を見直さないと、不用意なセックスは防げません。家族や友達の話を聞き、セックスの意味をよく理解してください。

同年代のきょうだいがいれば、率直に話し合ってみるのもよい

家族や友達と話し合う

セックスが女性の体にどのような影響を与えるか、相手の男性にどうとられるかなど、身近な人に説明してもらう

自分の考えを整理する

家族や友達の話をふまえて、セックスに対する価値観を見直す。交際とセックスの違いを具体的に挙げて理解する

聞き方の例

- セックスをすると体はどうなるのか
- どのように避妊をすればよいか
- 男性はどうやって関係を求めてくるか
- どんな言動が、承諾する意味になるか

ヒント　長い付き合いの友達を恋人に

理想的なことをいえば、アスペルガー症候群を理解できる人と恋愛をしたいものです。男友達で、特性のことをある程度理解してくれている人のなかから付き合ってみたい人を探すのも、ひとつの方法です。

男友達と交流する

部活動やサークル活動などで、恋愛感情や体の関係を考えずに、友達として男の子と交流を続ける

理解者から恋人を選ぶ

長期間、交流を続け、アスペルガー症候群の特性を理解してくれる人が出てきたら、恋愛の対象として考えてみる

対応
13
性の問題

映画を恋愛のケーススタディとして使う

恋愛感情は、はっきり言葉にせず、遠回しに伝えたり、表情やしぐさで暗に示したりすることがあります。その読みとり方、使い方を、映画を通じて学びます。

ねらい 恋愛を視覚的に理解する

親しくなりたい男性に対する話し方、好意の示し方、相手の気持ちの読みとり方などを、映画を通して視覚的に学びます。自力では習得しにくいことを、映画という手本によって理解するのです。

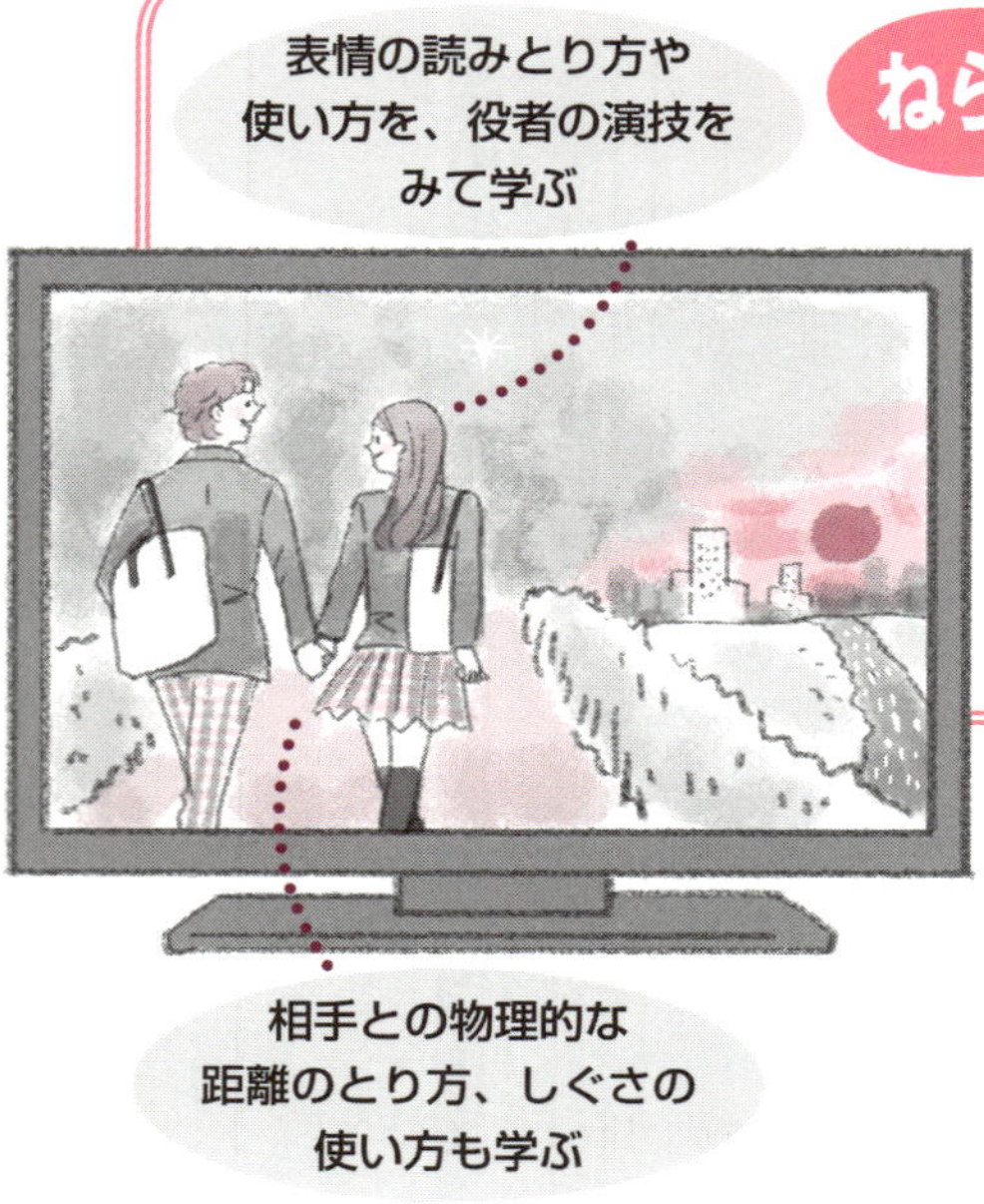
表情の読みとり方や使い方を、役者の演技をみて学ぶ
相手との物理的な距離のとり方、しぐさの使い方も学ぶ

男の子といっしょに歩くときの距離感、話し声の大きさや口調などを、映画で学ぶ

男性との付き合い方を具体的に学ぶ

アスペルガー症候群の人は、非言語的な情報の理解や使用が苦手です。これは恋愛をするうえで、大きな障壁となります。

恋愛感情は多くの場合、非言語的に表現されるもの。それを使いこなせなければ、気持ちを相手に伝えることも、相手の思いを感じとることも、難しくなるのです。

その悩みの解消に役立つのが、映画鑑賞です。恋愛映画をみながら、役者たちが気持ちを伝え合うシーンを参考にして、感情表現を学びます。家族や友達に解説してもらい、非言語的な表現の意味を少しずつ理解していきます。

ヒント イラストやマンガでも学べる

発達障害の人のために「ソーシャル・ストーリー」や「コミック会話」という、イラストやマンガを使ったコミュニケーションの練習法がつくられています。日本でも書籍などで紹介されているので、参考にしてみましょう。

対応　映画を DVD などでみながら話し合う

映画館でみるのではなく、映画の DVD などを自宅のテレビでみます。同じ場面をくり返しみたり、一時停止して、ケーススタディとして活用するためです。みながら家族と話し合い、言動の意味を理解します。テレビドラマなども使えます。

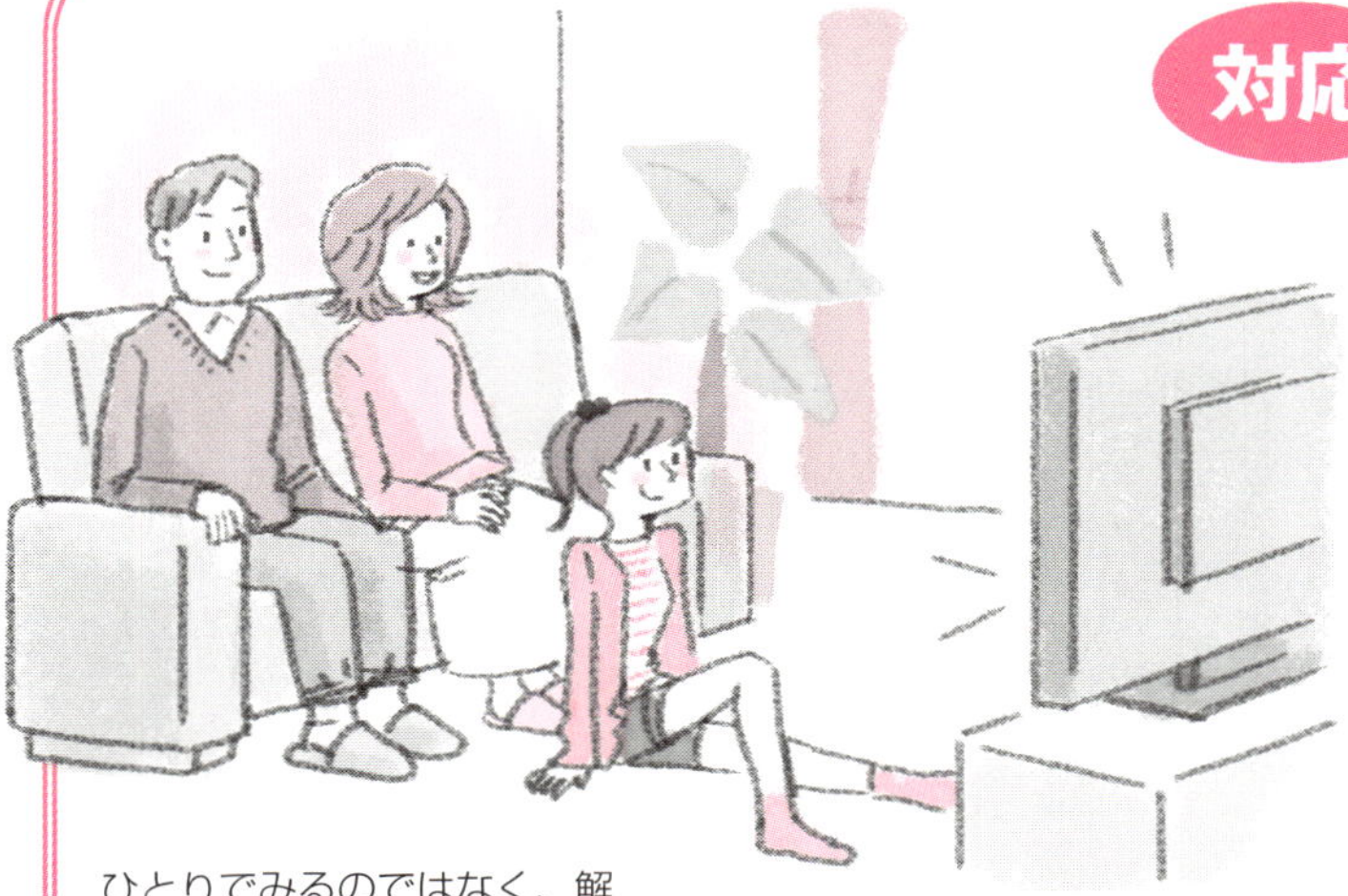

ひとりでみるのではなく、解説役の家族といっしょにみる

目的に合わせて作品を選ぶ

恋愛関連のコミュニケーションなら恋愛映画だが、友達関係、仕事などを目的に作品を選ぶのもよい

自宅のテレビで再生する

一時停止や早戻しなどの機能を使いたいので、自宅でみる。作品を通してみることより、必要な場面をよくみることが重要

内容について話し合う

再生を止めて、みた場面について、家族と話し合う。言葉や表情の意味、相手の受け止め方などを家族に説明してもらう

ポイント①

作品の選び方

基本的なスキルを学ぶことが重要なので、奇をてらった作品ではなく、古い名作や王道的な作品がよい。

- 感情表現は古い映画を参考に
- 服装などの流行は最新の映画で
- 字幕版なら文字情報も活用できる

ポイント②

再生の仕方

参考になる場面があったら、そこで映画を止める。一時停止やくり返しの再生をおこない、何度もみながら学ぶ。

- 一時停止をして話し合う
- くり返しみて、同じことを練習する
- ゆっくり再生して、表情やしぐさを理解する

対応
14
体の成長

着替えや入浴に一定のルールをもうける

家族といっしょのときには問題なく行動できていても、外出先などでは非常識なことをしてしまうケースがあります。ルールをつくって対応しましょう。

来客中なのに、ふだんと同じように居間で着替えをはじめてしまう。状況の違いがよくわかっていない

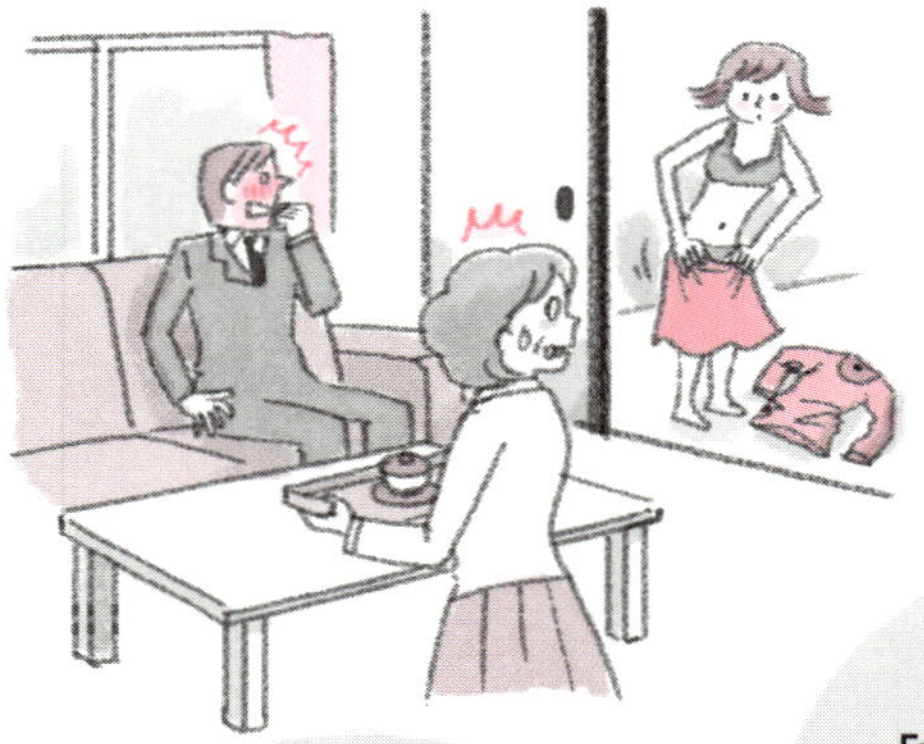

ねらい　**まわりに不快な思いをさせない**

成長するにつれ、ふるまいも大人らしくしなければいけませんが、アスペルガー症候群の女の子にはその加減がなかなかつかめません。家族や友達に教えてもらい、非常識な行動を減らしましょう。

マナーがよくわからない

「食事中にトイレの話をしない」といったマナーが身につきにくい。子どもの頃に許されていたことは、大きくなってもしてしまう

誤解や反感を招きやすい

まわりの人に「行儀が悪い」「態度が悪い」などと思われてしまう。本人に悪気はないのに誤解や反感を招く

最低限の決まりごとは理解して守る

アスペルガー症候群の人には、ものごとを規則的にとらえる傾向があります。

子どもの頃の生活習慣をひとつの規則、基準として身につけていることがあり、それを年齢に合わせて調整することが、うまくできません。幼い頃には人前で服を脱いでも怒られなかったのが、思春期以降にはなぜ怒られるのか、よくわからないのです。

マナーは、一定の決まりがあるようで、意外と抽象的なものです。アスペルガー症候群の人にはなかなか理解しにくい概念なので、家族や友達が具体的に教えるようにしましょう。

対応 家族にルールを教えてもらう

アスペルガー症候群の人は「大人らしく」という曖昧な基準が苦手です。大人らしいふるまいを具体的なルールにして、覚えていきましょう。どのようなルールを身につければマナーが守れるか、家族と相談してみてください。

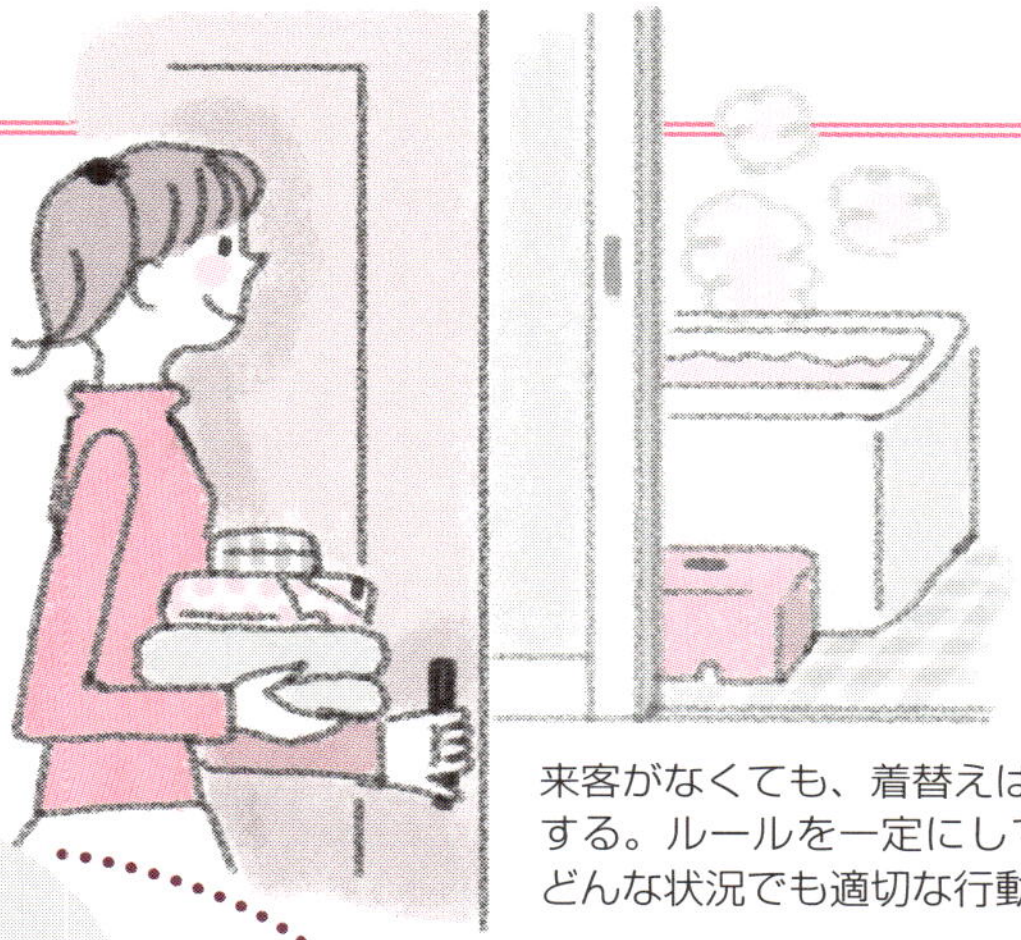

来客がなくても、着替えは脱衣所でする。ルールを一定にしておけば、どんな状況でも適切な行動がとれる

一定のルールをもうける

人を不快にさせるトラブルがあったら、その原因を家族と話し合う。解決策として一定のルールをもうけ、覚えておく

↓

今後はルールを守る

「着替えは自分の部屋か脱衣所で」など、決めておいたルールにしたがう。トラブルが減っていく

ルールの例

- 着替えを自室、更衣室、脱衣所に限定する（人前で裸になることを防ぐ）
- 入浴や就寝は必ず自宅でする（男性に誘われてだまされないように）
- ひとりで歩いているときに声をかけられたら断る（ナンパ、勧誘などを防ぐ）
- 食事中にしてはいけない話題を決める（トイレや虫などの話をしないように）

ヒント 例外に直面したら家族に電話する

ルールを守って行動するのが原則ですが、ルールに反した行動や、例外的な行動を求められるときがあります。その場合は家族に電話をして、自分がマナー違反をしたり、トラブルに巻きこまれたりしていないか、確認しましょう。

友達と2人で歩いているときに、男性に声をかけられたら？

同性の友達の家に泊まるときには、着替えや入浴をどうする？

部活動などで遠出をしているときにシャワーを浴びることになったら？

対応
15
体の成長

月経について、親やきょうだいと話す

月経がはじまったときに、母親やきょうだいからケアの方法をざっと聞いても、すぐには理解しきれず、戸惑うケースがあります。丁寧に学ぶ機会が必要です。

ねらい

月経を理解し、ケアを身につける

アスペルガー症候群の人は、体の変化に抵抗を感じがちです。月経を理解しようとせず、その話題をさけようとする人がいます。また、友達にあけすけな質問をして、トラブルになる例も。月経のことは、家族と話して丁寧に理解しましょう。

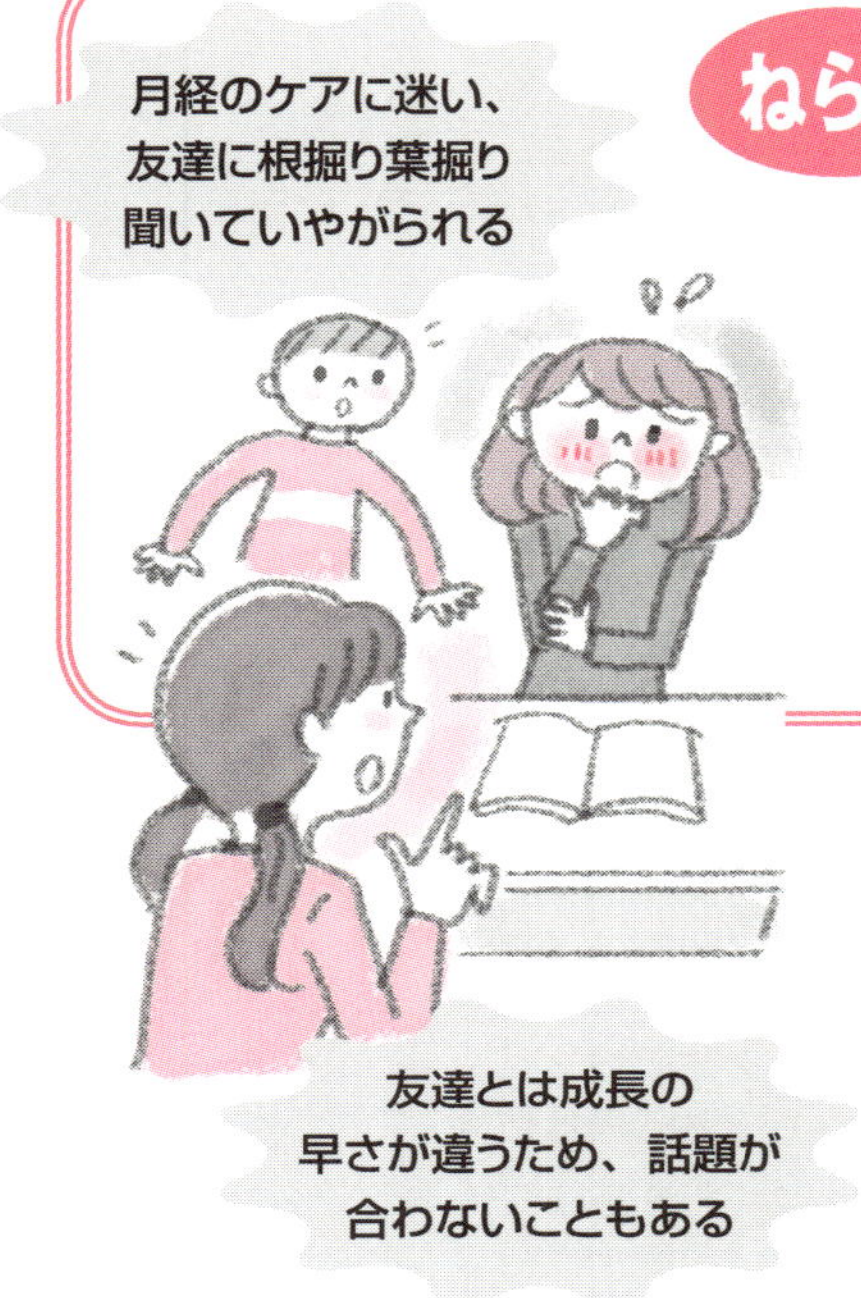
月経のケアに迷い、
友達に根掘り葉掘り
聞いていやがられる
友達とは成長の
早さが違うため、話題が
合わないこともある

友達に聞いてもはっきり教えてもらえず、ますます迷う

月経への理解度は子どもによって違う

同じアスペルガー症候群でも、ものごとへの興味のもち方や理解度は人それぞれに違います。

月経について、ざっと説明を聞けば理解でき、あとは自分で調べてケアを身につける子もいます。

それなら心配はいらないのですが、なかにはひと通り説明を聞いても、月経のケアをよく理解できていない子がいます。話し言葉の理解が苦手で、言われたことが頭に入っていなかったりします。

本人は聞いたつもり、まわりは伝えたつもりで、じつはわかっていないというケースがあるのです。あらためて学ぶ機会が必要です。

ヒント

できれば初潮の前から準備を

最初の月経を迎えてから学んでもよいのですが、事前に準備をしておけばより安心です。アスペルガー症候群の人は、あらかじめ予告されていた変化であれば、抵抗感がやわらぎます。10歳ぐらいになったら、家族から説明しましょう。

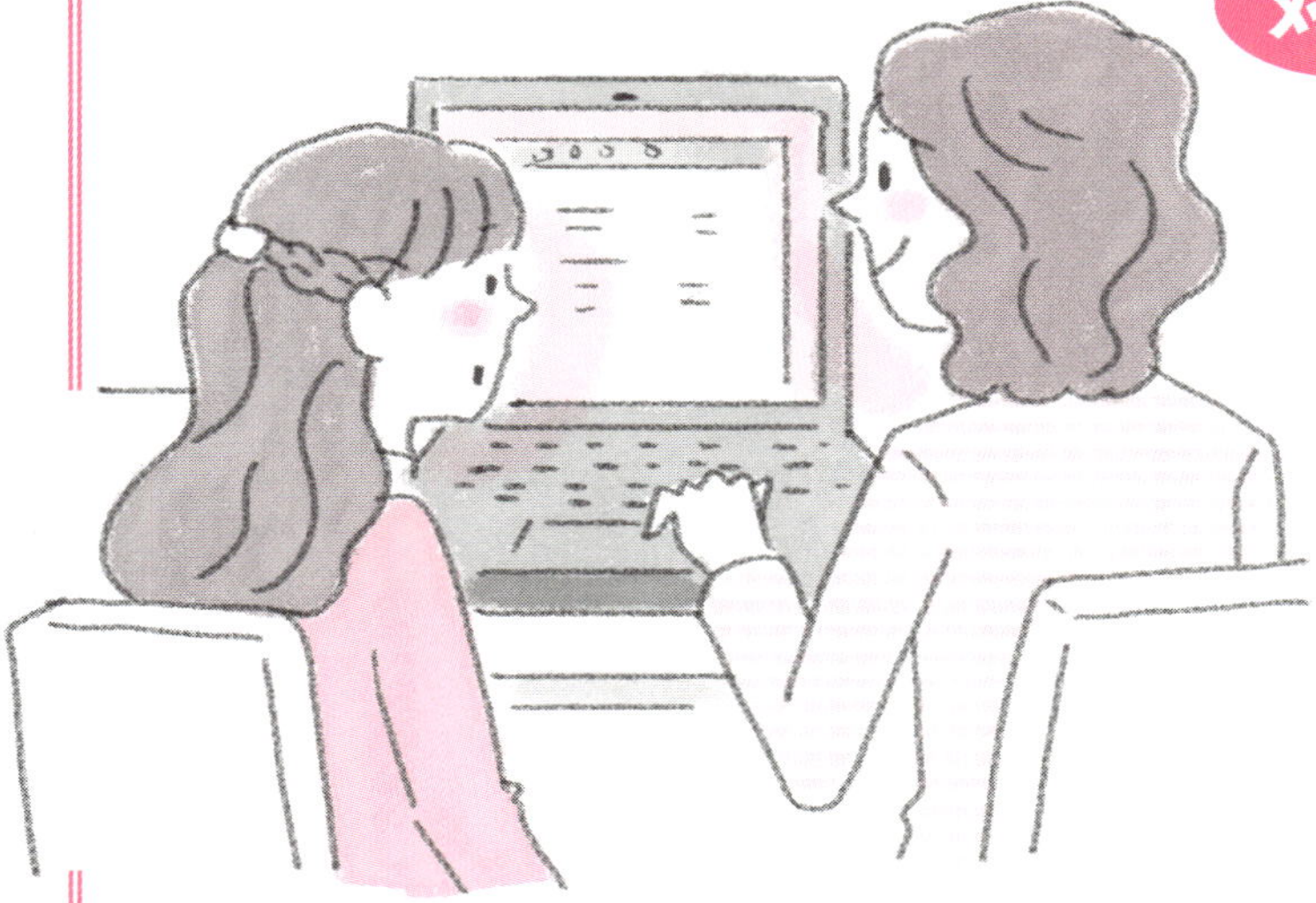

対応 家族に情報をまとめてもらう

学校でも月経のことを学ぶ機会がありますが、それだけでは理解が不足しがち。家庭で家族に聞く機会もつくりましょう。家族に基礎知識をまとめてもらい、教えてもらえれば安心です。

家族が一から説明するのではなく、インターネットの情報などをもとにしながら話すと、理解しやすい

学んでおきたいポイント

1 月経の起こり方、その理由、体の構造などを、基礎知識として教えてもらう。月経は異常ではないことを理解する

2 生理用品の選び方を教えてもらう。自分の体に合うものの選び方、運動用など、目的別の選び方を知っておく

3 生理用品の使い方を、手順表（71ページ参照）なども活用しながら学んでおく。人前でとり出さないことなど、マナーも学ぶ

4 生理痛や、月経の際に起こりやすい身体症状を知っておく。月経が終わると症状もおさまっていくことを理解する

家族が情報を整理する

本やインターネットなどを使って、家族が月経に関する基礎知識をまとめる。何回もみられるよう、コピーや印刷をしておくとよい

本人と家族で話し合う

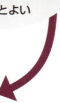

よくわからないこと、納得できないことについて、家族に質問して説明してもらう。手順表などを使うのもよい

対応
16
体の成長

「プライベートトーク」の時間をつくる

体の成長や月経のケア、恋愛など、私的なことを人前で話してしまうトラブルがあります。公私の区別を学びましょう。

思春期でも両親との会話が必要

思春期になると、多くの子どもが恋愛などの私的な話を親にはしなくなります。自立心が強くなっていくためです。親も、それを感じとって、子どもにあまり質問しないようになります。

ところが、アスペルガー症候群の子の場合、思春期になっても親とよく話します。私的なことも、ちゅうちょなく話します。性の問題など、説明を聞かないと理解できないテーマが多いからです。

親は、思春期だからといって子どもまかせにせず、よく話を聞いてください。恋愛や月経のケアなど話しにくいことを、自分たちから質問することも必要です。

突然、プライベートな話題をもち出してしまい、友達を困らせる

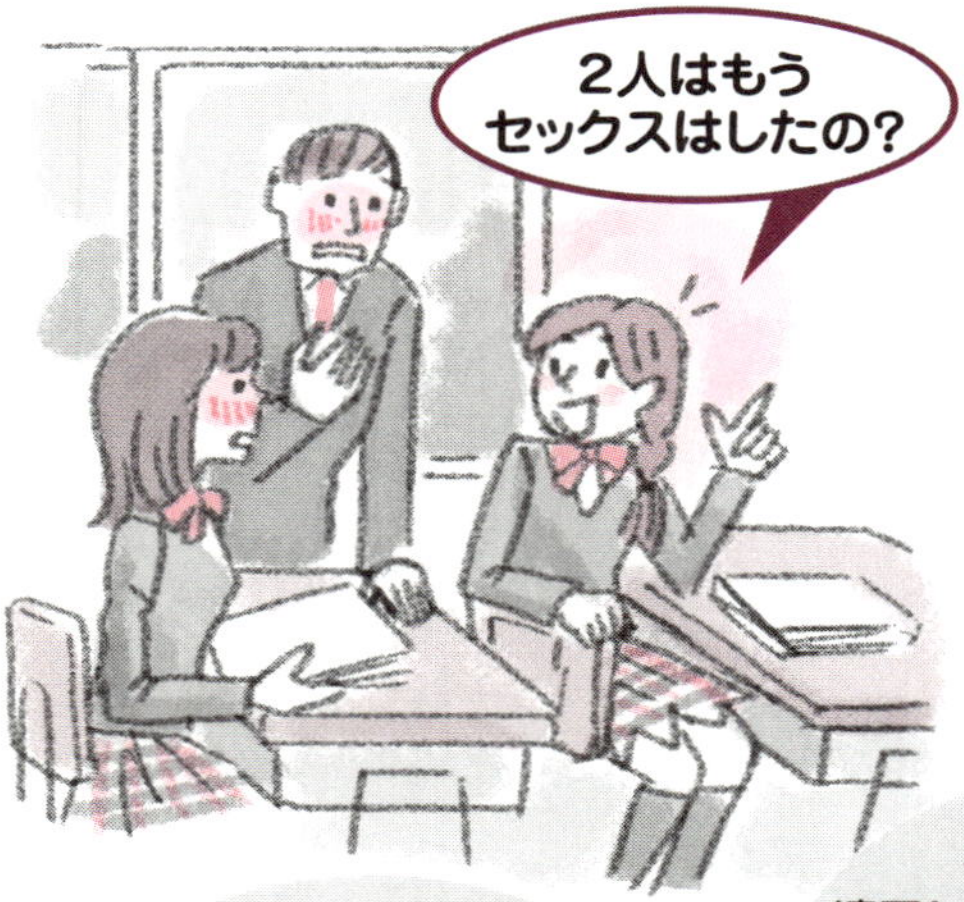

ねらい プライバシーを理解する

恋愛や月経の話などは、誰にでも話してよいことではなく、プライベートな話です。公私の区別をつけなければいけませんが、その境界線は曖昧で、アスペルガー症候群の人にはなかなか理解できません。公私の違いを教わりましょう。

オープンに学ぶ

遠回しな言い方ではものごとを理解しにくいので、なにごとも家族や友達にはっきりと聞いて学ぶ

オープンにしすぎる

日頃から隠しごとをせず、オープンに質問するくせがついているため、プライベートなことも人前で話してしまいがち

対応　私的なことは決まった時間に話す

どのような話題が私的なものなのか、具体的に理解します。そして、私的なことは決まった時間に話すようにしましょう。そうすれば、公的な場でプライベートな話をするトラブルが防げます。

プライベートトークの時間には、なにを話してもよいことにする。ただし時間帯を決めておく

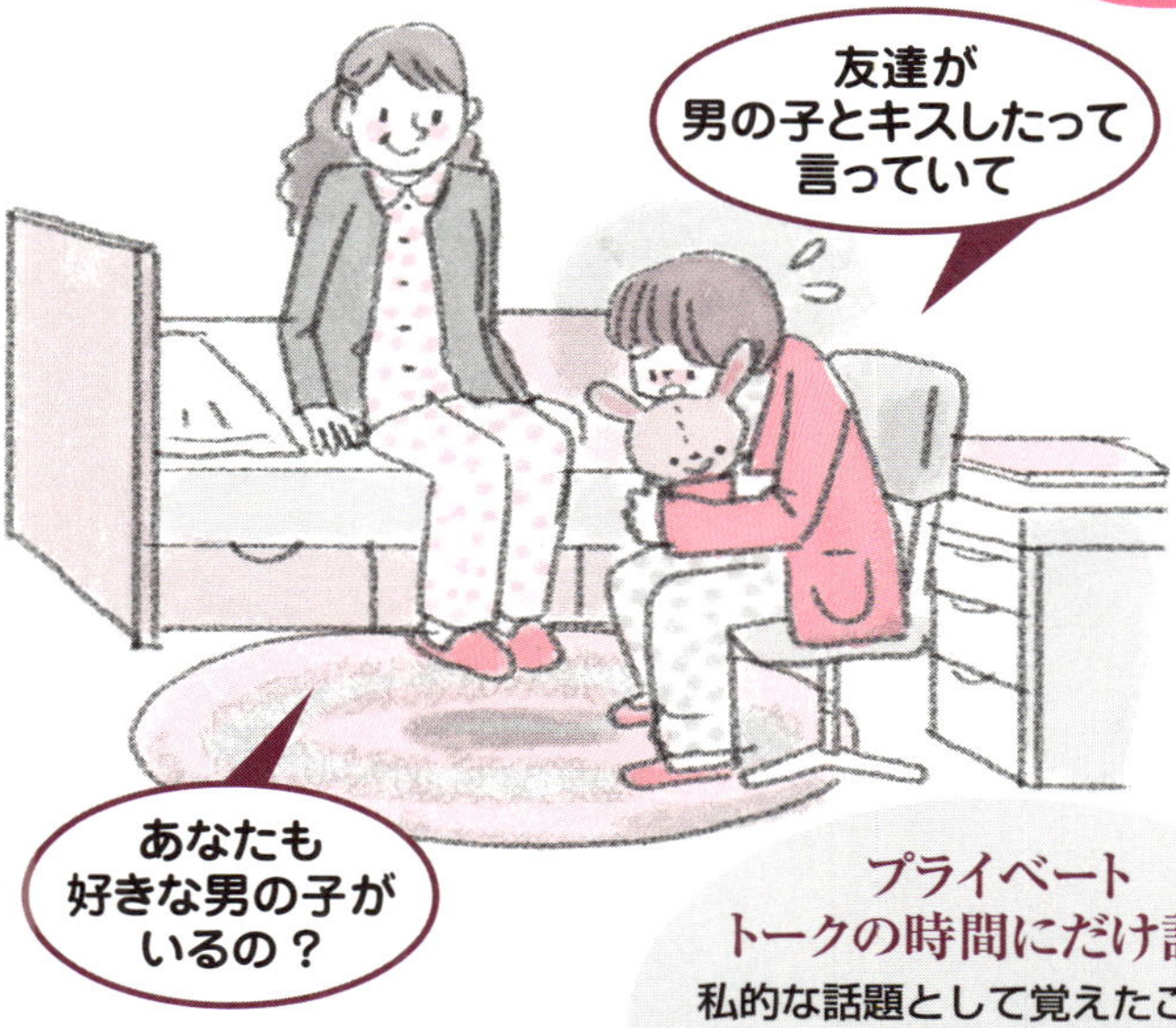
友達が男の子とキスしたって言っていて
あなたも好きな男の子がいるの？

プライベートトークの話題を覚える

なにが私的な話題に当てはまるのか、「恋愛」「月経」「体調不良」「下着の話」など具体例を挙げて覚える

プライベートトークの時間にだけ話す

私的な話題として覚えたことは、プライベートトークの時間に話す。「水曜の夜８時」など、時間帯を決めておく

ヒント　母親以外の人とも時間をもつ

女の子の場合、プライベートトークの相手は基本的には母親がよいでしょう。しかし話題によっては父親やきょうだい、友達と話したほうが、よいアドバイスが得られることもあります。

進路や習いごとなど、家計に関わることは父親と母親両方に聞くのもよい

学校生活のことや恋愛は、同年代のきょうだいに相談する

友達との付き合い方には、親友にアドバイスをもらうのもよい

ストーリー❻

家族と親友に支えられ、充実した日々に

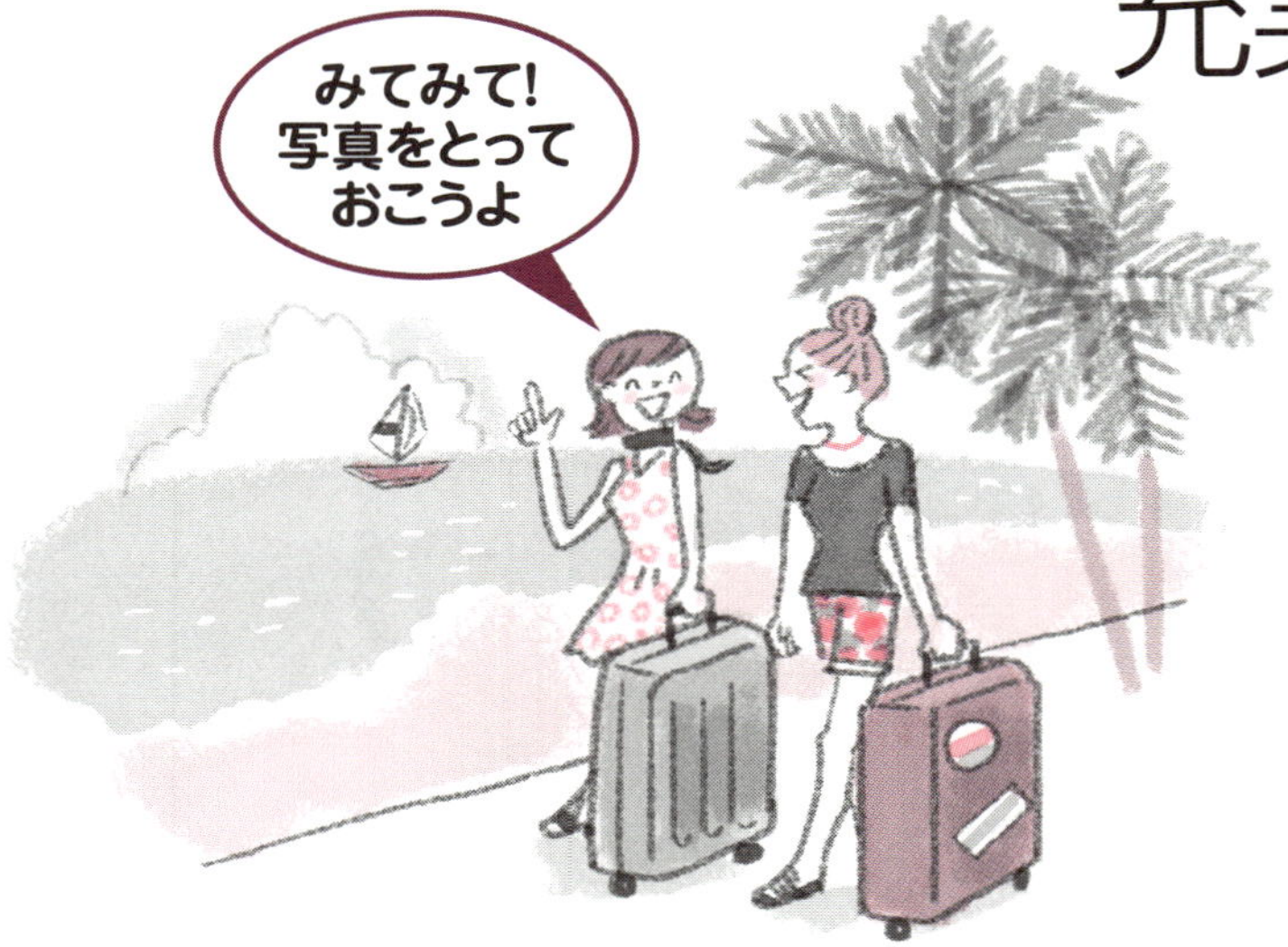
みてみて!
写真をとって
おこうよ

①家族のほかに、親友にもアスペルガー症候群のことをよく理解してもらえました。親友と2人で海外旅行をするなど、できることが増えてきました。家族や親友のおかげで、自信がついてきました。

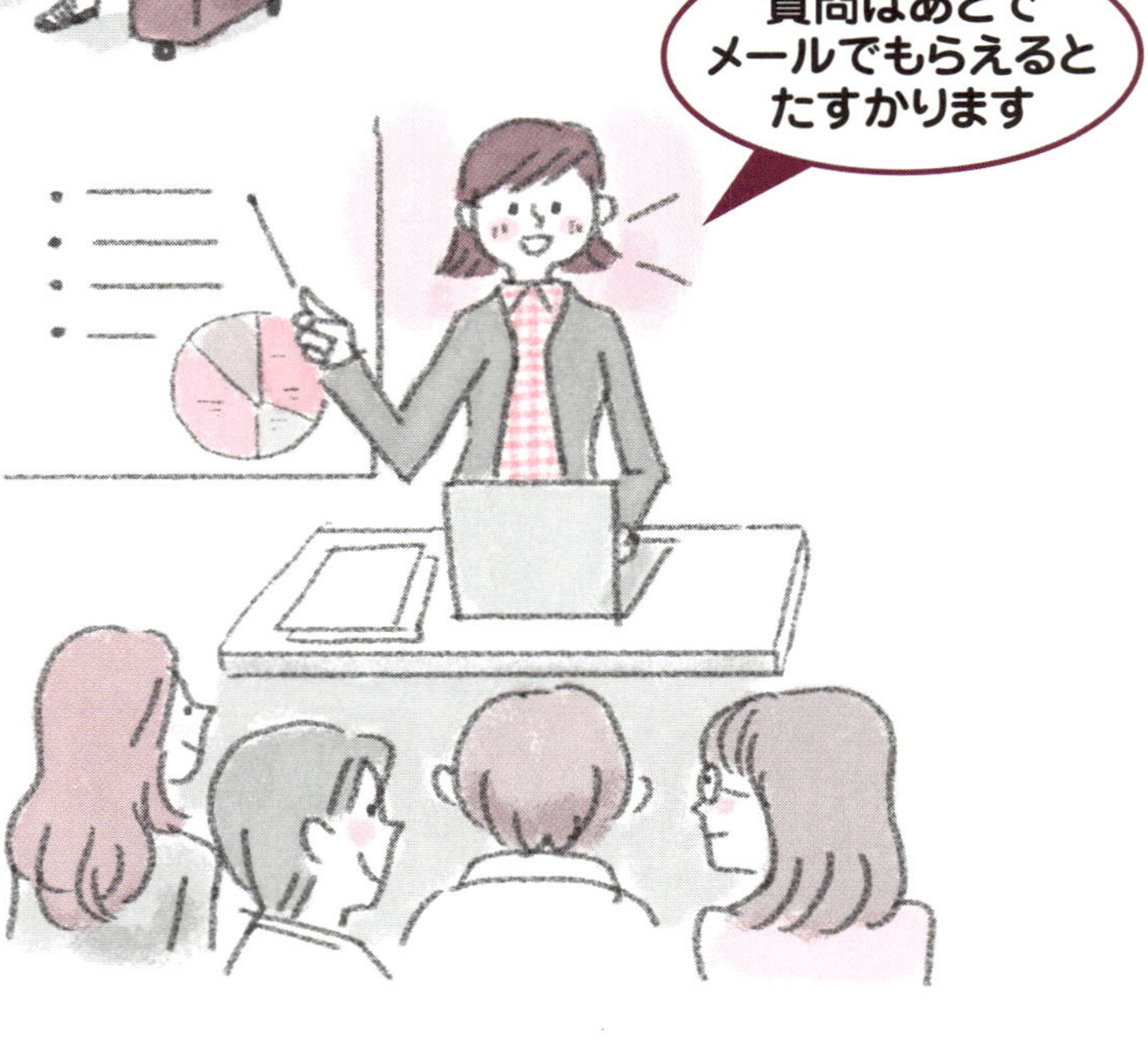
質問はあとで
メールでもらえると
たすかります

②大学では、教室を探して迷ったり、ゼミの発表で失敗したり、悩むこともありましたが、友達の支えを得て、どうにか乗り切ってきました。苦手なことを補う方法が少しずつ身についてきました。

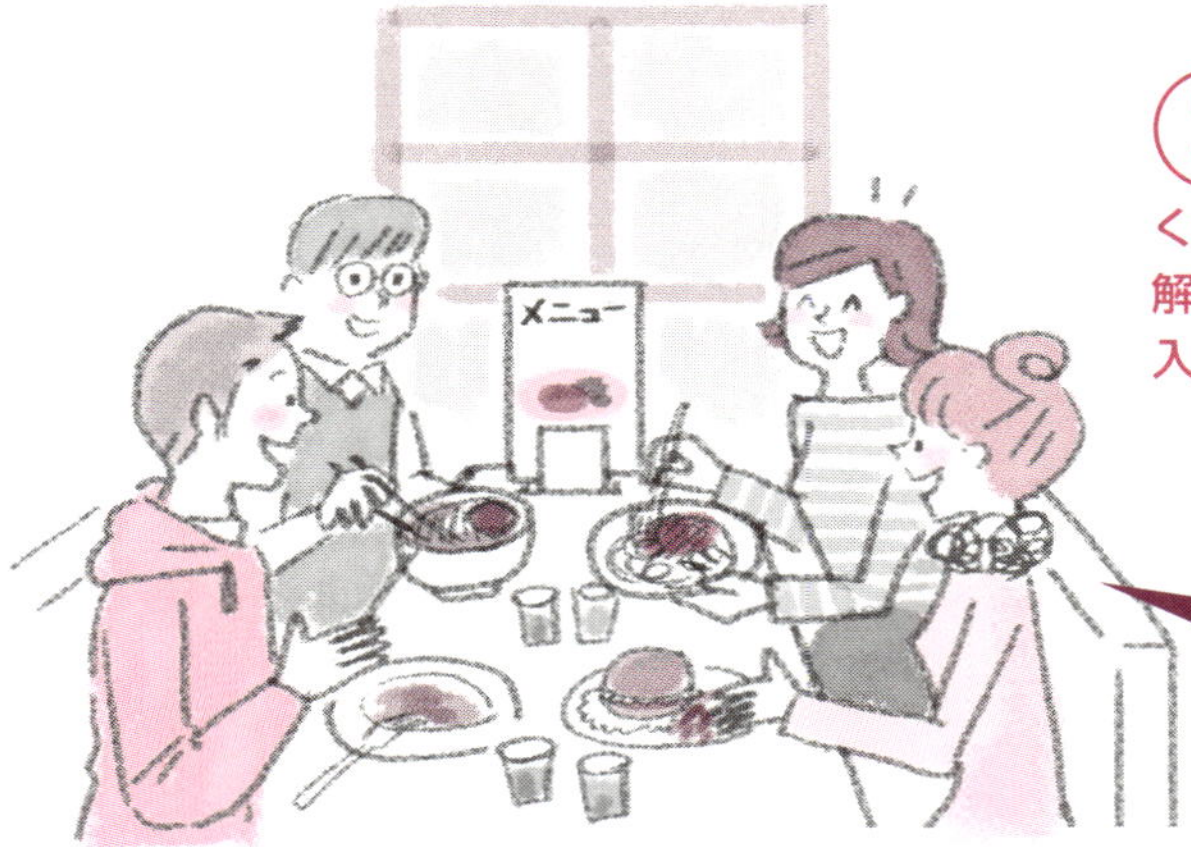
メニュー
今度は
みんなでドライブ
に行こうよ

③ 男の子の友達もできました。アスペルガー症候群の特性を理解してくれる人で、安心して交流できました。誤解が生じたときには、親友の女の子が間に入り、仲をとりもってくれました。

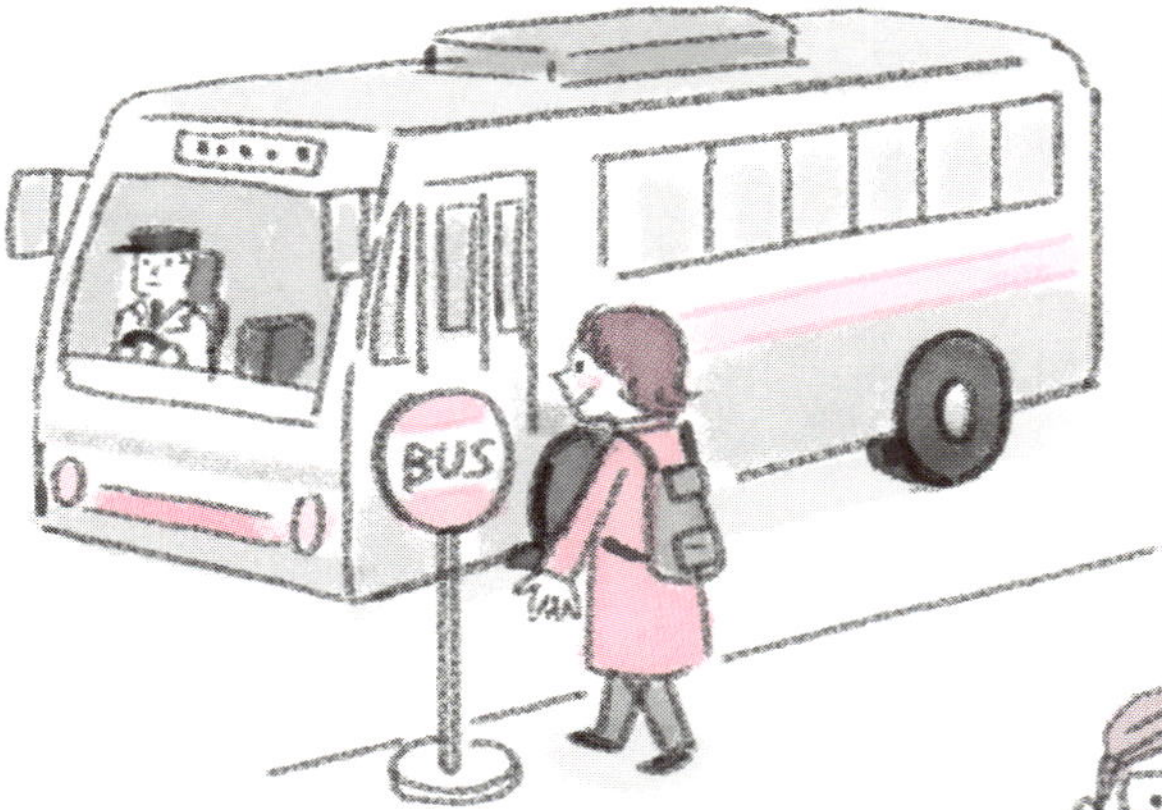
BUS

④ 専門医を定期的に受診することは続けています。大学卒業が迫ってきて、就職をどう考えればよいか、医師に聞きました。アスペルガー症候群の人に向いている職種を教えてもらいました。

⑤ 医師にすすめられた職種を参考にしながら、就職のことを考えはじめました。大学の就職課にも相談するなど、自主的に活動できています。小・中学校時代に比べて、自尊心が強くなってきました。

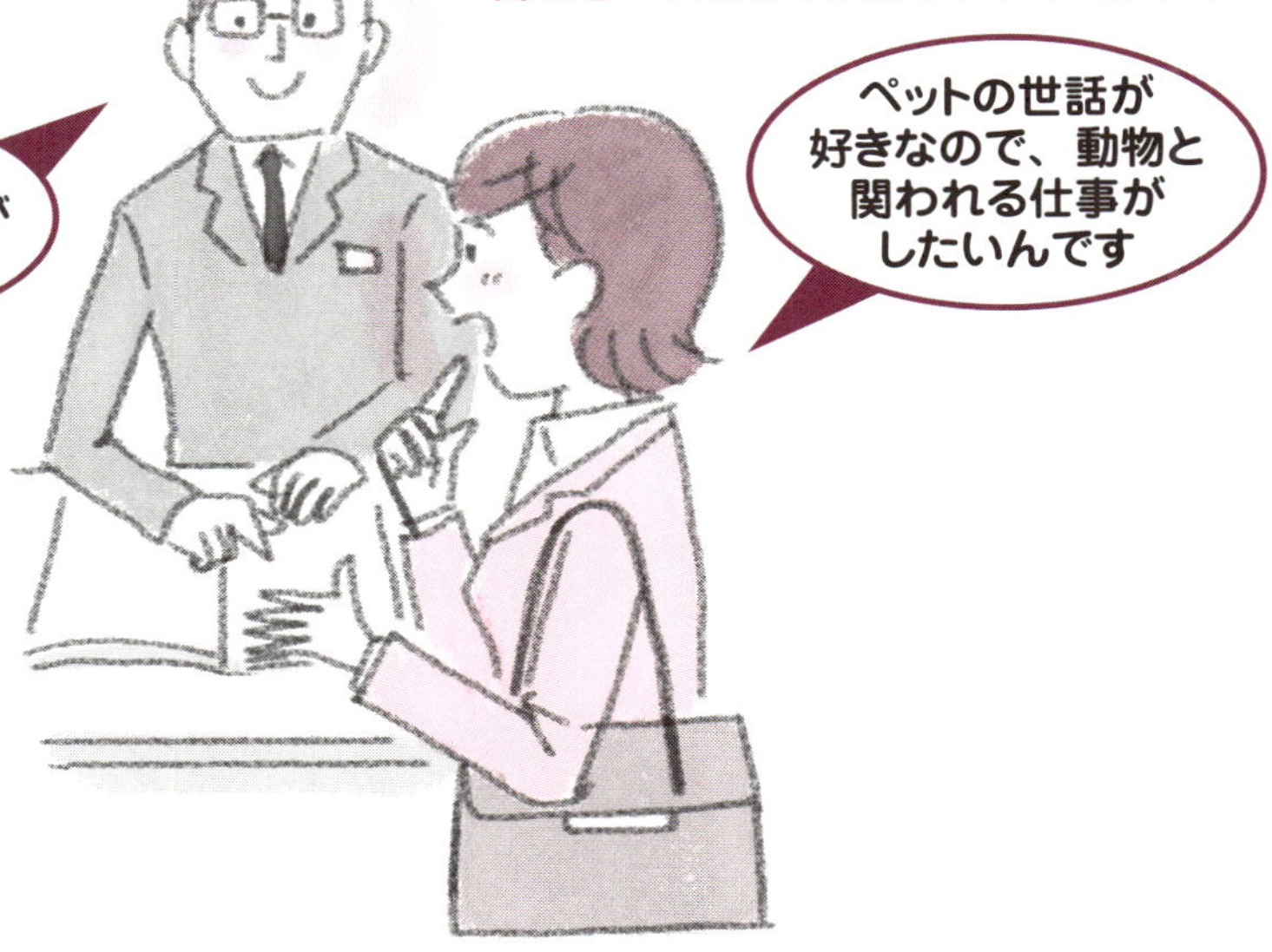
それなら、
こういう会社が
ありますよ
ペットの世話が
好きなので、動物と
関われる仕事が
したいんです

Aさんはアスペルガー症候群のことを学び、自己理解を深めることで、自信をもって活動できるようになりました。家族や友達の支えもあり、充実した日々をすごすことができています。

COLUMN

女性当事者の手記には ヒントが満載

何人もの当事者が手記を書いている

アスペルガー症候群を含む、自閉スペクトラム症の女性が、当事者として手記を書いています。多くは海外の文献を翻訳したものですが、日本人によるものもあります。生活の参考になりますので、ぜひ手にとってみてください。

アスペルガー症候群の当事者にとっては、同様の特性がある人の生活、悩み、工夫などを知るための情報源となります。

当事者を支える家族にとっては、アスペルガー症候群の人がどのようなことに悩み、どんなことを考えているのか、心中を察するためのヒントとなるでしょう。

成功例からも失敗例からも学べることが多い

手記に掲載されているのは、特性を理解し、支援を得て成功した話ばかりではありません。失敗し、苦労した話も数多く記されています。しかし、成功例にも失敗例にも、学べるところがあります。

どのように対応すると、当事者が暮らしやすくなり、どんな対応がかえって本人を苦しめるのか。実際の例を通して、あらためて学びましょう。

参考になる手記

- ドナ・ウィリアムズ『自閉症だったわたしへ』
- グニラ・ガーランド『ずっと「普通」になりたかった。』
- テンプル・グランディン『我、自閉症に生まれて』
- ルディ・シモン『アスペルガーの女性がパートナーに知ってほしい22の心得』
- リアン・ホリデー・ウィリー『アスペルガー的人生』

ウィリアムズやグランディンは、この分野の先駆者的存在。自閉スペクトラム症の特性がありながら、理解や支援を得てすごしてきた日々を、自伝に記しています。

ガーランドやウィリーも同様で、理解者を得て生活の仕方を学び、発達障害の特性があると気づかれないくらいにまで、社会生活のスキルを身につけました。

シモンは自身の体験や、同じ境遇にいる当事者の話をもとに、アスペルガー症候群の女性の特徴や悩み、対応法をまとめています。

■監修者プロフィール

宮尾 益知（みやお・ますとも）

東京都生まれ。どんぐり発達クリニック院長。医学博士。徳島大学医学部卒業、東京大学医学部小児科、自治医科大学小児科学教室、ハーバード大学神経科、独立行政法人国立成育医療研究センターこころの診療部発達心理科などをへて、2014年にクリニックを開院。

専門は発達行動小児科学、小児精神神経学、神経生理学。発達障害の臨床経験が豊富。

主な書籍に『発達障害の治療法がよくわかる本』（監修、講談社）、『アスペルガー症候群 治療の現場から』（監修、出版館ブック・クラブ）など。

■参考資料

ルディ・シモン著、牧野恵訳『アスペルガーの女性がパートナーに知ってほしい22の心得』（スペクトラム出版社）

シャナ・ニコルズ／ジーナ・M・モラヴチク／サマラ・P・テーテンバウム著、辻井正次／稲垣由子監修、テーラー幸恵訳『自閉症スペクトラムの少女が大人になるまで 親と専門家が知っておくべきこと』（東京書籍）

服巻智子編著『当事者が語る異文化としてのアスペルガー 自閉症スペクトラム 青年期・成人期のサクセスガイド2』（クリエイツかもがわ）

リアン・ホリデー・ウィリー著、ニキ・リンコ訳『アスペルガー的人生』（東京書籍）

宮尾益知監修『アスペルガー症候群 治療の現場から』（出版館ブック・クラブ）

宮尾益知監修『発達障害の治療法がよくわかる本』（講談社）

宮尾益知著『わかってほしい！大人のアスペルガー症候群』（日東書院本社）

●編集協力　オフィス201
●カバーデザイン　松本 桂
●カバーイラスト　長谷川貴子
●本文デザイン　勝木雄二
●本文イラスト　植木美江

健康ライブラリー イラスト版

女性《じょせい》のアスペルガー症候群《しょうこうぐん》

2015年3月10日 第1刷発行

監修	宮尾益知（みやお・ますとも）
発行者	鈴木 哲
発行所	株式会社講談社
	東京都文京区音羽二丁目12-21
	郵便番号 112-8001
	電話番号 出版部 03-5395-3560
	販売部 03-5395-3622
	業務部 03-5395-3615
印刷所	凸版印刷株式会社
製本所	株式会社若林製本工場

N.D.C. 493　98p　21cm

ISBN978-4-06-259790-6

講談社　健康ライブラリー　イラスト版

AD／HD（注意欠陥／多動性障害）のすべてがわかる本

市川宏伸　監修
東京都立小児総合医療センター顧問

落ち着きのない子どもは、心の病気にかかっている？
多動の原因と対応策を解説。子どもの悩みがわかる本。

1200円（本体）

自閉症のすべてがわかる本

佐々木正美　監修
児童精神科医

自閉症は、病気じゃない。子どものもつ特性を理解して
寄り添い方を工夫すれば、豊かな発達が望めます。

1200円（本体）

アスペルガー症候群・高機能自閉症のすべてがわかる本

佐々木正美　監修
児童精神科医

自閉症の一群でありながら、話し言葉は達者なのが、
アスペルガー症候群。自閉症と異なる支援が必要です。

1200円（本体）

LD（学習障害）のすべてがわかる本

上野一彦　監修
東京学芸大学名誉教授

「学びにくさ」をもつ子どもたちを支援する方法と、
特別支援教育による学習環境の変化、注意点を紹介。

1200円（本体）

講談社　健康ライブラリー　スペシャル

『発達障害に気づいて・育てる完全ガイド』

―先生・保護者がすぐに使える記入式シートつき―

黒澤礼子　著
臨床心理士・臨床発達心理士

じっとしていられない、
コミュニケーションがうまくとれないなど、
子どものようすが心配なとき。
発達障害によるのか、性格なのかの見極めは難しく、
学校の先生と保護者で意見がくいちがうこともあります。
子どもの傾向を客観的につかみ、
どうすればいいかをアドバイス。
基礎知識から小さなアイデアまで、
現場に即した日本で初めてのガイドです！

すぐに使える
記入式
シート

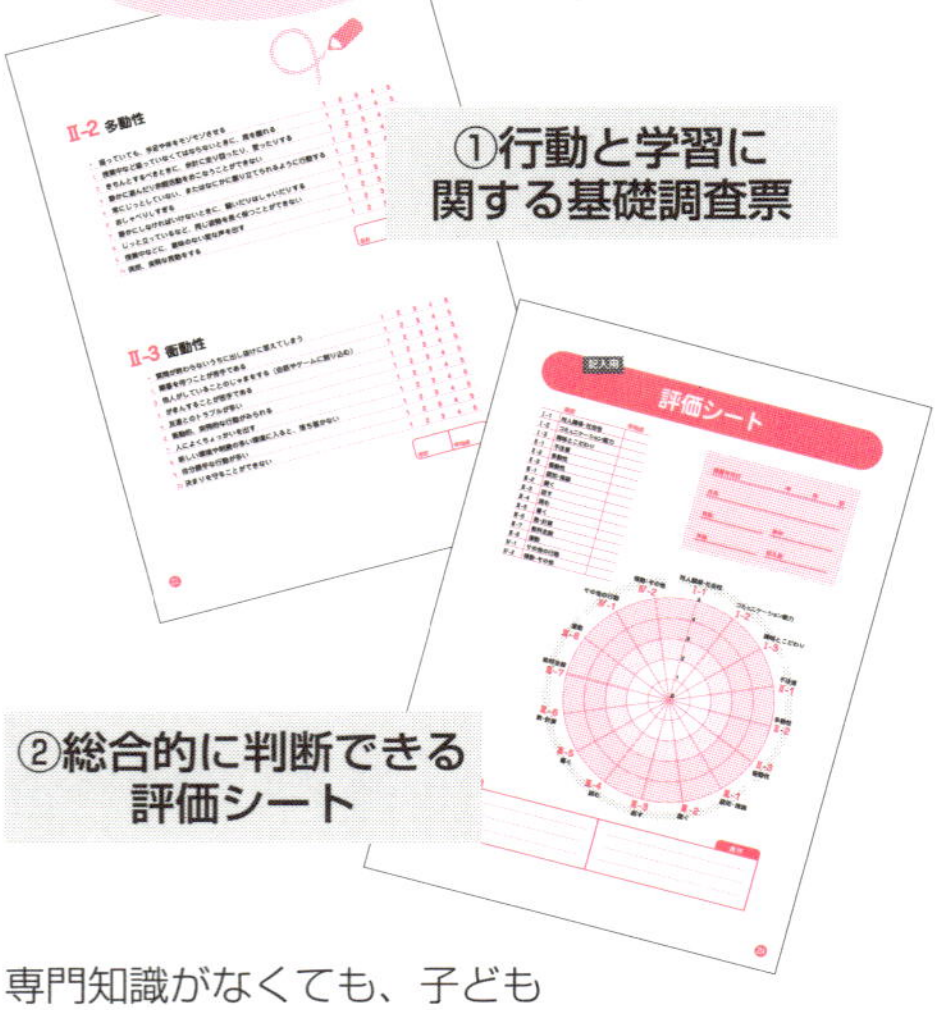

①行動と学習に
関する基礎調査票
II-2 多動性
II-3 衝動性
評価シート
②総合的に判断できる
評価シート

専門知識がなくても、子ども
のようすをよく知っている人
なら、だれでも記入できます。

1300円（本体）

本体価格は税別です。